青春文庫

人類は「パンデミック」をどう生き延びたか

島崎 晋

青春出版社

はじめに

ひとつの事件一色の報道が1カ月以上続く。1990年代でいえば湾岸危機から湾岸戦争へと続く流れ、地下鉄サリン事件から麻原彰晃逮捕に至るまでのオウム関連事件、21世紀ではアメリカ同時多発テロ事件からアフガニスタン戦争へと続く流れがそれにあたり、現在進行中の新型コロナ騒動は以上のどの大事件よりも長期化する可能性が高い。

人間同士の戦争であれば一方の降伏で終結となるが、感染症の世界的な大流行＝パンデミックが相手では勝手が違う。肉眼で目にすることができず、感情を持たない細菌やウイルスが相手では、それによる危機を乗り越えるには克服か順応のどちらかしか選択肢はないのである。

パンデミックはギリシア語の「パン（すべての）」と「デモス（人々）」を語源とするだけあって対象を選ばない。症状が出てからでないと感染に気がつかず、いつどこで感染したかの推察もできないのだから、不安が広がるのも無理はない。第一次世界大戦末期に発生したスペイン風邪のパンデミックのように、病死者の数が戦死者と戦没者の合計を上まわる例もあるのだからなおさらである。

だが、恐がるだけでは何の解決にもならない。人類は過去に何度もパンデミックを経験してきており、それらの経験から何かしら有益かつ実用的な情報を引き出すことはできないものか。本書はこのような問題提起から生まれた。

これまでに日本と世界が経験してきた感染症はどこに始まり、何が発生源だったのか。時々の為政者や民衆はどのように対処してきたのか。流行の前と後で何がどう変わったのか。明確な答えは出せずとも、できるだけ多くの事例を見ることで、ヒントくらいは得られるのではあるまいか。

淡い期待かもしれないが、人類の歩んできた500万年の歴史が無駄であったとは思いたくない。それが本当に進化であるなら、累積された経験と知恵は何にも勝る強力な武器になるはず。過度に恐れず、なめてかかってもいけない。適切な距離と姿勢を見出すためにも、われわれは過去の事例を真剣かつ冷静に見直すべき時期にきている。

感染症の流行が、前5世紀のギリシアで起きたペロポネソス戦争では勝敗を分け、紀元208年の中国湖北省で起きた赤壁の戦いでも数で圧倒的に有利なはずの曹操軍が撤退する要因となった。

マケドニアのアレクサンドロス大王が急死しなければ、ナポレオンのロシア遠征でも感染症が蔓延しなければ、その後の歴史はどうなっていたか。

アメリカ大陸やオセアニアではヨーロッパ人の来航に伴い、数々の未知なる感染症が無意識のうちに持ち込まれ、人口の激減を招いた。感染症は弓矢刀剣どころか、銃火器をもはるかに上まわる恐ろしい兵器となったのである。

14世紀のヨーロッパも4人のうち1人が死亡するという大惨事を経験するが、それは逆に生活水準の向上や農民の地位向上をもたらすなど、予期せぬ結果をもたらした。感染症の流行が歴史を大きく動かした最も典型的な例かもしれない。

感染症の流行は社会構造や住民構成を変えることもあれば、古代ローマ帝国以来の入浴習慣がヨーロッパで廃れたように、ライフスタイルを劇的に変化させることもある。

新型コロナがそこまでの存在になるかどうかはまだ断定できない。現に世界経済を縮小させ、生活習慣の変更を余儀なくさせているが、それらが一時的なものなのか、流行が去れば元に戻るのかどうかについても予測困難な状況にある。

現時点で起きていることでいえば、日常の挨拶を始めとするコミュニケーション、遺体の扱いを始めとする宗教儀礼などがそれに当たろう。パンデミックが終息したのち、握手やハグは復活するのか。あくまで土葬に執着するのか。集団礼拝の呼びかけに信者たちが応じるのかなどもである。

人類も感染症に対して受け身に終始してきたわけではない。特に近代以降は単純な隔離や封鎖にとどまらず、科学的な病原の探究や経験の積み重ねから、病原の特定や予防接種・ワクチンの開発が進められ、衛生管理の有益性も証明されるに至った。大きな進歩といわねばならず、本書ではこれらの感染症克服の節目となった事象も取り上げている。

本書はどこから読み始めても、部分的に読むにも問題のない構成をとっているが、あらかじめ断っておかねばならないことが二つある。ひとつは呼び名である。

感染症というのは比較的新しい呼び名で、少し前までは伝染病や疫病、流行病などと呼ばれ、流行り病という言い方もあった。専門家レベルでは器用に使い分けする人もいるようだが、一般には現在も過去も混同されているのが現実なので、本書も感染症を原則としながら、感染症では違和感を禁じ得ないところだけ、疫病、その他の表現を用いた。

もうひとつは医学的な説明で、医学の専門家による関連書が多々あり、テレビやネットでも連日報道されていることから、本書ではウイルス・細菌に関することも含め、細菌学や医学的説明を極力省いた。本書の狙いがぼやけるのを防ぐためで、個々の感染症について深く知りたい読者は、別の書籍なりウェブサイトを利用していただきたい。

最後になったが、今回の新型コロナ騒動が一日も早く終息すること、パンデミック終息後の世界が少しでも前向きなものとなることを願ってやまない。

2020年4月

島崎晋

人類は「パンデミック」をどう生き延びたか＊目次

第2章　「都市・国家」を飲み込んだ感染症

第3章 「歴史的事件」に潜んでいた感染症

第4章　「世界の構図」をつくり変えた感染症

第5章 「日本」のその後を決めた感染症

カバーイラスト・Channarong Pherngjanda/shutterstock
本文写真提供・国立国会図書館デジタル
KURO/photolibrary
duncan1890/whitemay/vkilikov/Nastasic/traveler1116/iStock
Sepia Times/Getty Images
masa/PIXTA
vkilikov/Channarong Pherngjanda/Vandathai/shutterstock
デザイン・DTP・フジマックオフィス
図版制作・山田ケンジ

第1章 「民衆」を不条理に蝕んだ感染症

1日1万人の死者を出したペストが「ヨーロッパ」をつくった

（感染年）・（感染症）・（主な地域）

—541年から約60年・ペスト・ヨーロッパ—

ペストには「腺ペスト」と肺炎を併発してなる「肺ペスト」、ペストの悪化などによりショック症状、昏睡、手足の壊死などを引き起こす「敗血症型ペスト」の3種類がある。腺ペストによる死亡率は比較的低いが、敗血症型ペストのそれはほぼ100パーセントで、熱が40度以上に達して虚脱状態に陥ったなら、早い者で数時間後、遅い者でも数日後には絶命。24時間以内に死亡する者が大半だった。

ペストのパンデミックは世界史上3回起きている。最古の例は541年から約60年にわたり、「ビザンツ帝国」と「西ヨーロッパ全域」を襲ったものだった。

そのペストの発源地は東アフリカの内陸部と推測され、そこから北上し、エジプトの地中海岸にある港町ペルジウムからの海路とシリア・パレスチナ経由の二つのルートでビザンツ帝国の都「コンスタンティノープル」（現在のイスタンブール）に上陸した。

ペスト上陸時の皇帝は「ユスティニアヌス１世」。５２７年に即位したこの皇帝は法典の編纂をはじめ、内政の充実に努めながら外征にも力を入れた。ヴァンダル王国から北アフリカ全土とシチリア島、ダルマチア（アドリア海沿岸地方）を奪取したのに続いて、イタリアでは東ゴート王国を滅ぼし、イベリア半島でも西ゴート王国から半島南部を奪取することに成功。ここに帝国は地中海を再び内海にすると同時に、地中海世界の再建に成功したのだった。

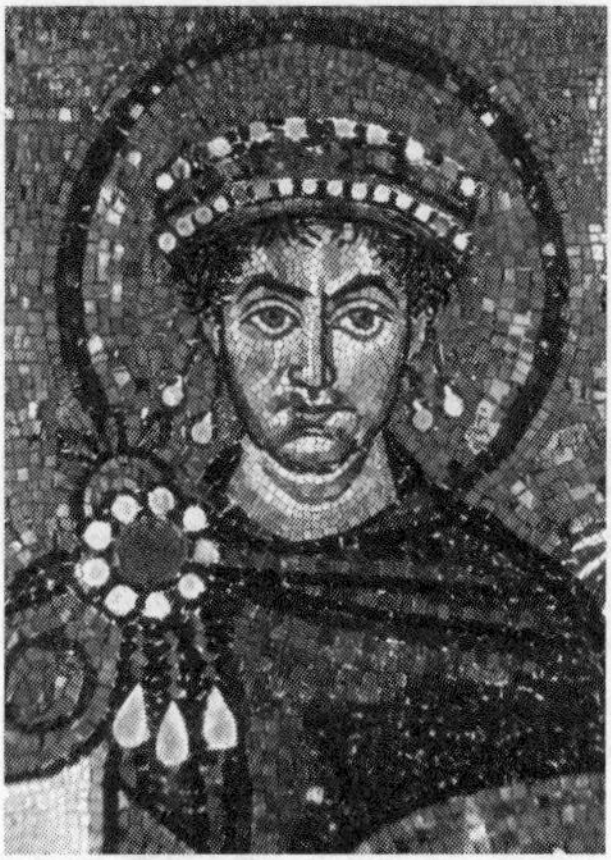
帝国中興の祖ユスティニアヌス1世
［共同通信社］

帝国中興の祖と呼ぶに恥じない業績だが、帝国の版図《はんと》拡大には負の側面もあった。帝都で猛威を振るったペストを新たに版図化した地域に拡

ユスティニアヌス１世時代のビザンツ帝国版図の変遷

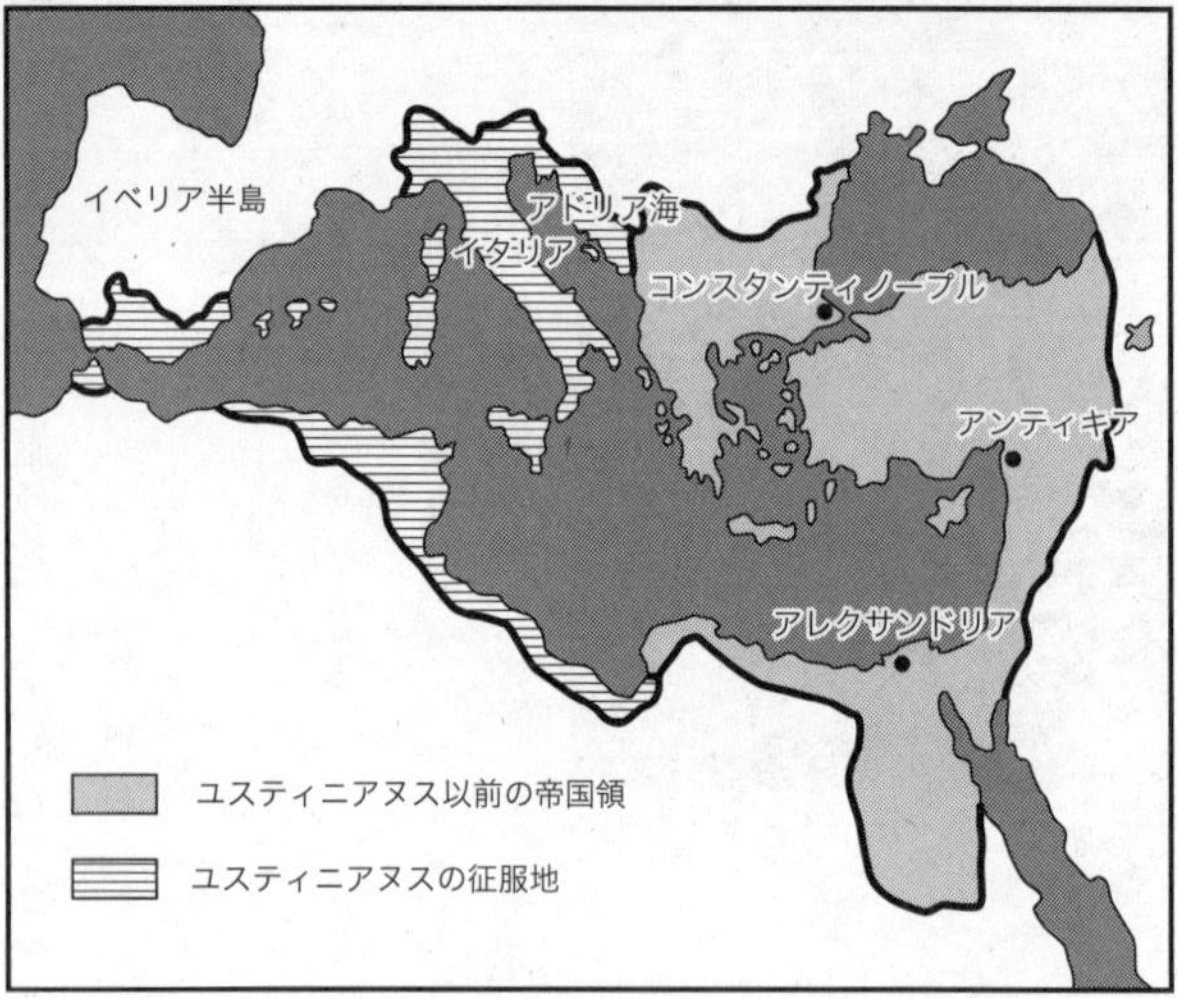

散させることになったからである。

ペストの禍《わざわい》に見舞われた帝都の惨状について、当時の記録によれば、足の付け根にあたる鼠径部《そけいぶ》や脇の下、耳の脇、股間などに腫れ物が生じたなら間違いなくペストの発症である。

そこから絶命までの時間と症状はまちまちで、レンズ豆大の黒い膿疱《のうほう》ができる者もいた。腫れ物がひどく大きくなり、膿《うみ》の流出が始まった場合には生き残れる者もいたという。

帝都でのペストの流行は４

カ月続き、ピーク時には1日の死者が1万人以上に及んだ。そうなると遺体を丁寧に埋葬してなどいられず、郊外に次々と穴を掘って放置するか、要塞の塔に登り、屋根を破って中に投げ捨てるかのどちらかであった。

東方領土と帝都での流行が下火になれば、次は西方領土の番である。感染症は人間が決めた国境など関係なく広まるため、被害は帝国の版図に含まれない西ヨーロッパの内陸部や海峡を越えたアイルランドにまで及んだ。

戦争とペストの二重苦に加えて、帝都での聖ソフィア聖堂の再建やイタリアの拠点であるラヴェンナでの建築事業などが重なり、帝国の国家財政は破綻の危機に直面する。救済事業に予算も人手も回せなくなった。その結果、イタリア半島の荒廃は凄まじく、ローマ市では総人口が500人にまで落ち込む事態となった。

ユスティニアヌス1世の死後のことだが、590年にローマ教皇の位についたグレゴリウス1世は、**「いま元老院はどこにあるのか、市民はどこにいるのか」**と嘆いたという。

かくして最古のペストのパンデミックが終息した6世紀末には地中海世界全体が疲弊していた。そこで生じたのが人々の移動である。主にヨーロッパの中心、川沿いの内陸部や北海沿岸への人口の集中が開始される。現在の英国、フランス、ネーデルランドなどの成長に結びつくのである。

こうした意味では、世界最古のパンデミックはヨーロッパ全体に地殻変動をもたらしたといえる。ビザンツ帝国の版図拡大も電球が切れる直前の明るさと同じく、解体への序曲となってしまった。

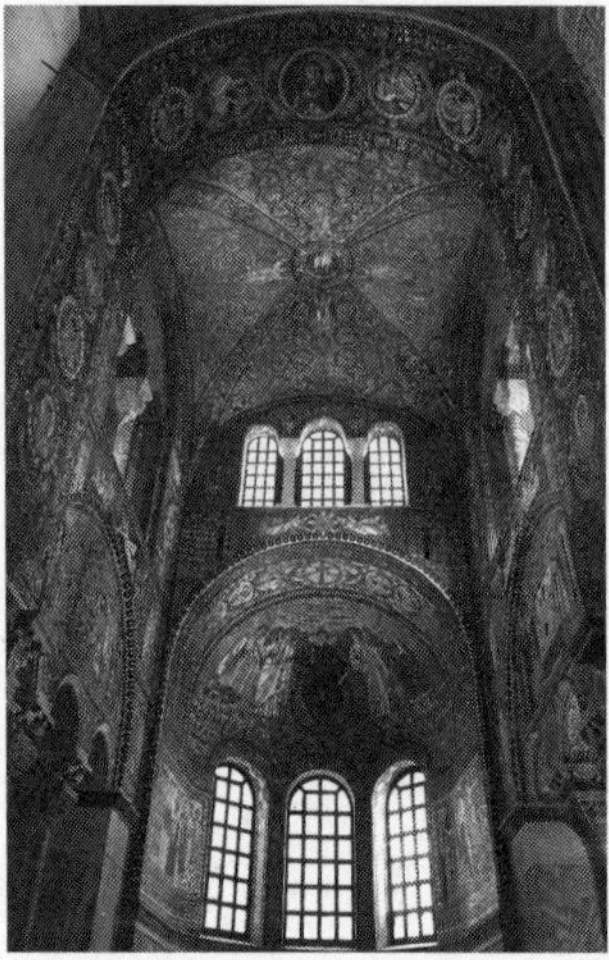
サン・ヴィターレ聖堂の内部。モザイクもこの内壁にある

最後に現在のラヴェンナに残るサン・ヴィターレ聖堂の建物内部のモザイクは壮麗で、教会が林立する町全体がユネスコの世界文化遺産に登録されているのも納得がいく。だが、ペストで多くの死者が出ている真っただ中に創建されたことを思えば、また別の見方もできようか。

百年戦争どころではなくなったペストの脅威

―1347～88年頃・ペスト・ヨーロッパ―

歴史上、何度もペストの禍に見舞われたヨーロッパだが、1347年から52年にかけて大流行したものは「黒死病」と呼ばれる。この名は死の直前、黒っぽい斑点で全身が覆われることに由来する。

このときのペストの発源地は中国南部か中央アジアのどちらかといわれる。どちらが正しいにせよ、当時のモンゴルの存在を無視して語れない。13世紀、モンゴルの版図は中国大陸全域から西アジアにおよび、ロシア・東欧地域も属国化していた。14世紀に中央アジア以西のモンゴル政権でイスラム化が進展するとともに、ジェノヴァ人の植民地「カッファ」（現在のフェオドシア）と関係が悪化し、ついには戦争となる。ジェノヴァ人の籠城戦が展開されるなか、ペストの被害が広がり始めた。ペスト患者が急増するに及んではもはや戦争どころではなく、攻め手は戦果がないまま撤退した。これを見たジェノヴァ人たちは本国への連絡のため、ガレー船団を派遣する。しかし、その船には発症前のペスト患者と感染ノミが取り付いたネズミも乗り込んでいた。

船団は「コンスタンティノープル」（現在のイスタンブール）、シチリア島の「メッシーナ」を経て本国に向かうが、航海途上の船団内は患者が続出してパニック状態にあった。当然ながら寄港地も感染を免れず、コンスタンティノープルでは1347年7月初旬、メッシーナでも同年9月末からペストの大流行が始まる。

両都市とも交通の要衝に位置していたことから、そこから四方への感染も早く、コンスタンティノープル発のものは翌々年までにイスラム圏全域とバルカン半島、東地中海の島々、メッシーナ発はロシア・東欧を除くヨーロッパ全域へと広がり、アイスランドやグリーンランドさえ例外とはならなかった。

1347年発ペストの感染経路

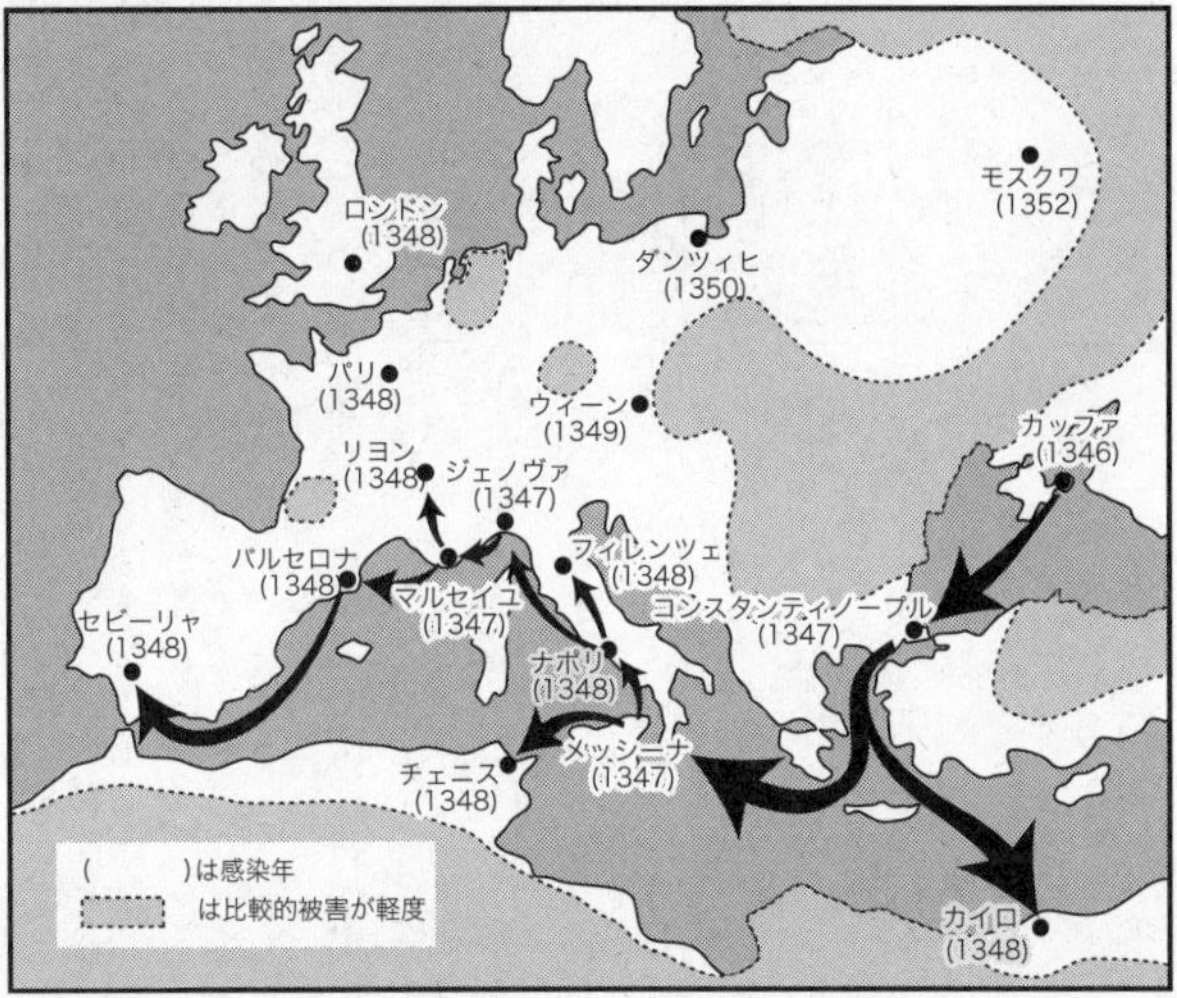

相手が感染症とあっては王侯貴族といえども抗する術《すべ》はなく、1337年に始まる英仏間の百年戦争も1347年9月28日から足掛け9年の間は休戦を余儀なくされた。

この戦争はフランス王位継承に対し、イングランド王「エドワード3世」が異議を唱えたことに端を発する。フランス王フィリップ4世（在位1285～1314年）の弟の家系である「ヴァロワ家」より、フィリップの娘から生まれた自分こそ優先されるべきとしたのである。

開戦以来、イングランド側が終始優位に立っていた。けれども、ペストが相手では勝手が違い、無駄死にを避けるには流行が下火になるまでただ待つしか道はなかった。戦争を中断させるほど凄まじいペストの猛威。ロシア・東欧での流行は1352年の夏に始まった。

それらも含め、全体でどれほどの犠牲者が出たのか。諸記録にある死者の数には誇張が多く、都市部からの逃亡者も死者として数える例が多いことから正確な数字は出しにくい。信憑性の高い史料によれば、イタリアのフィレンツェでは1250人いた大評議会のメンバーが380人にまで減少。北ドイツのハンザ同盟都市リューベックでは財産所有市民の25パーセント、市参事会委員の35パーセントがペストで死亡している。ヨーロッパ全体では4人に1人が死亡とする推計が比較的信頼がおけるものとされている。

黒死病の名で恐れられたこのペストの流行が一応の終息を見たのは、1388年頃のことだった。

「黒死病は神の与えた罰」と妄信した人々がとった異様な行動とは

―1347〜88年頃・ペスト・ヨーロッパ―

隣人が次々に倒れ、死んでいく――。科学が発達していない時代、この恐怖に人は何かしら理由が欲しかった。「黒死病は神の意志である」として病にかかるのは不信仰に原因があるはず、と。そうなれば、贖罪の気持ちを表そうと「鞭打ち苦行行進」という異様な行動が流行るのも無理からぬことでもあった。

「鞭打ち苦行行進」そのものは黒死病以前にもあった。人間が犯した罪の浄化のため、聖職者の先導のもとに口々に神の許しを乞い、反省の意思を表明していた。1260年かその前年にイタリアの都市ペルージャに現れたのが最初で、フランスやドイツ、チェコ、ポーランドなどに広がりを見せる。1261年にローマ教皇が禁止令を発したことでいったんは終息した。

しかし、人々の不安と恐怖が高まれば息を吹き返す。最初の発生地はイタリアのヴェネツィアで、ときは1348年8月のこと。黒死病が大流行の引き金だった。

ひとつの苦行団はだいたい100人規模で、徒歩での移動を重ね、都市や農村に入るときは二列に並び、先頭に旗や十字架をかざした。教会や大聖堂に到着すると広場に円陣をつくり、靴と上着を脱いで地面にひれ伏す。

犯した罪ごとに決められた姿勢を取る苦行者たちをまず団長が鞭打つ。それがひと通り終わったなら、今度は各人が自分に鞭打ちながら、声に出して許しを求める。

ここで使われた鞭は棒の先端に3本の革紐《かわひも》をぶら下げたもので、結び目には小麦粒大の金属製の棘が取り付けられていたというから、それで裸の上半身を打てば、肌が血だらけ、傷だらけになるのも無理はなかった。

狂気に満ちた鞭打ち苦行行進への参加の波は、1349年初頭には東は中欧から東欧・北欧、西はフランスからイングランドへと拡散していく。

1349年5月、ドイツのフランクフルトに到着した苦行団がユダヤ人街を襲撃

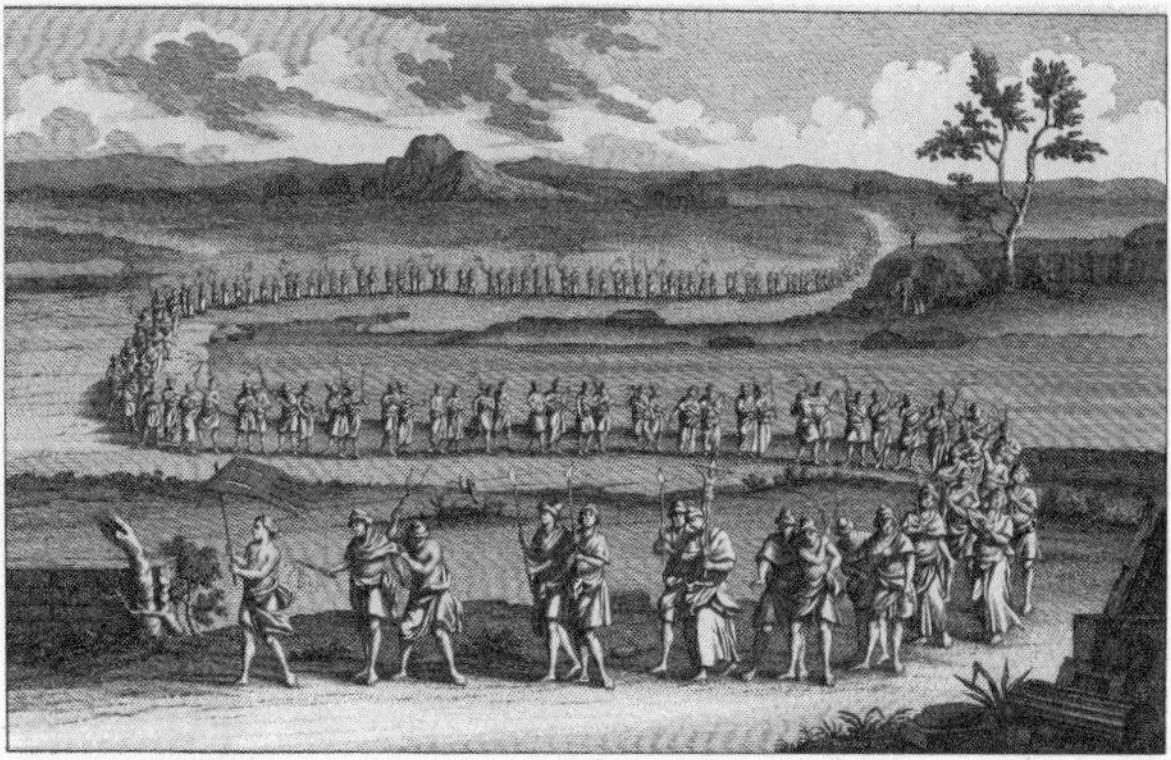

教皇から危険視された鞭打ち苦行行進

し、大量殺戮を行ったことが重大な転機となった。

教皇クレメンス6世が彼らに異端のにおいを感じ、南フランスのアヴィニョンへの入城を拒んだ。クレメンス6世の対処はそれで終わらず、1349年10月20日には苦行団を弾劾する大勅書を発し、各司教に苦行団の移動・活動禁止といった断固たる措置を取るよう命じてもいた。

それでも苦行団が収まらないと今度はフランス王フィリップ6世に依頼して、フランスからの追放令を公布させた。これをきっかけとして、フランス国内だけでなくヨーロッパ全体で苦行団の活動が急速に下火となり、1350年のうちに終息を見た。

「黒死病の恐怖」の矛先が向かったユダヤ人の運命

―1347年～88年頃・ペスト・ヨーロッパ―

14世紀のヨーロッパを恐怖のどん底に陥れた黒死病。現在ではクマネズミとノミによって媒介されることがわかっているが、中世ヨーロッパの人々がそこまで知る由もなく、さまざまな憶測が流れることとなった。

黒死病が蔓延する理由は、不信仰に対する「神罰説」、天体異常が地上に異変をもたらすという「天地相関説」「大気腐敗説」「地下異変説」、そして「毒物混入説」などが主なところで、ほとんどが人畜無害な空理空論にすぎなかった。だが、最後の毒物混入説だけは事情が違った。それは誰かが井戸に毒物を混入したと信じられたなら、犯人捜しが行われるのが必定だったからだ。

不安と恐怖でいたたまれない人々はデマに流されやすい。中世ヨーロッパで最もスケープゴートにされやすかったのはユダヤ人だった。

もともとユダヤ人に対する差別は、「公職への就任禁止」を最初として、「居住の制限」「土地の取得禁止」「ギルド（同業組合）への加入禁止」へと続き、１２１５年の「第四ラテラノ公会議」では「永遠の隷属という罰」の宣言のもと、７歳以上の男女すべてにとんがり帽子と黄色い識別章の着用が義務付けられた。

職業も行商や古着商、金融業などに限られたが、中世のカトリックでは利息が禁止されていたことから、高利貸しはユダヤ人の独壇場となっていた。ユダヤ教でも利息は禁止されていたが、相手が異教徒であれば問題なしとの解釈だった。

ただでさえ、キリスト教徒はユダヤ人に対する印象が悪かった。神を裏切り、救世主を死に追いやった不届きな輩と目されていたことに加え、現実に目にするのは高利貸しばかりだったからだ。多額の借金をしている人々はもちろん、それ以外の何ら利害関係のない人々からも憎悪の対象にされやすかった。

「ユダヤ人がキリスト教徒の嬰児《えいじ》をさらい、殺している」。このような噂が12世紀中頃のイングランドに始まり、大陸部にも拡散。拷問によって自白を強いられ、火刑に処されるユダヤ人が少なくなかった。

１３２０年代のフランスでは新たな動きが現れる。**「ユダヤ人がハンセン病患者を買収して、カトリック信者の毒殺を目論んでいる」**というもので、何ら根拠のないものであったが、一部狂信者は固く信じて疑わず、ヨーロッパの各地でユダヤ人に対する暴行事件が頻発した。

黒死病の大流行が始まるとともに、集団暴行から集団殺人への明らかな転換が起きる。１３４８年3月22日にアラゴン王国のバルセロナで20人、4月13日に南フランスのトゥーロンで40人のユダヤ人が殺害されたのを最初として、ユダヤ人殺戮の波は西ヨーロッパ全体に波及。１３４９年2月14日のストラスブールでは女性や子供を含む９００人のユダヤ人が共同墓地で焼き殺される惨事も起きている。

トゥーロンでは、多額の借金を負う主教やアルザス領主が民衆を扇動し、ユダヤ人を襲う。しかし、主な目的は差別よりも証書の焼却と判明している。なぜならば、ユダヤ人殺戮が黒死病の到来より数カ月早く起きている例が多いからだ。

当時の年代記にも、**「ユダヤ人を殺したもの、それは〈毒物と賄賂の掛け金〉であった」**との記述が見られ、人々の不安につけ込む悪意が働いていたことは明らかだった。

話は変わるが、最後にこの黒死病がもたらしたものに触れておく。黒死病患者の隔離は1374年のイタリア北部「レッジョ」(現在のレッジョ・エミリア)に始まるが、**「人間の看護の手を離れ、神の手に委ねられる」**との祈りとともに行われたそれは遺棄に近く、患者は町外れの原野に放置され、付き添い人は十日間、町に戻ることを許されなかった。

防疫対策は荷物に対しても取られ、1348年3月のヴェネツィアを最初として、船の積載商品を一定期間抑留する隔離措置が取られるようになった。現在につながる「検疫」制度の始まりである。

民衆にただよう〝死〟と〝終末感〟

——1347～88年頃・ペスト・ヨーロッパ——

時代区分の線引きは明確にできるものではないが、西ヨーロッパに限っていえば、1337年に始まる「英仏百年戦争」が終結した1453年と、「宗教改革」が本格始動する1517年が中世と近世を分かつ一応の目安となる。この大きな時代の転機の背景には民衆の終末感があり、そこに感染症が潜んでいたのである。

記録に残る限り、カトリック世界で「煉獄《れんごく》」という言葉が初お目見えしたのは1170年代のことで、公式の場でローマ教皇により使用されたのは1274年の「第二リヨン公会議」が最初である。

煉獄とは天国でも地獄でもない第三のあの世をいう。人間が犯した罪には許されるものと許されないものがあり、煉獄は前者を浄《きよ》める場であると考えられた当初は一般信者に無縁と思われた煉獄の概念だが、民衆の根底には黒死病は神罰であると考えられていたため、黒死病の大流行が始まると状況が一変する。人口の激減と死の日常化が人々の心にさまざまな変化をもたらしたのである。

ひとつは人口の激減が領主層の没落をもたらし、農民の立場を相対的に高めたこと。待遇改善を求めてみずから立ち上がる機運が高まり、１３５８年にはフランス北東部で「ジャックリーの乱」、１３８１年にはイングランドで「ワット・タイラーの乱」が起こるなど、大規模な農民反乱が頻発するようになった。

もうひとつは、黒死病の不安からくる信仰の高揚である。それ自体は教会にとってもありがたいことであったが、どんなに熱心に祈りを捧げても感染を免れない状況に、少なからざる人々が教会へ来ず、聖職者を介することもなく神との直接的な交わりを求めるようになっては話が別である。「鞭打ち行進」にはそのような面があったために教会から警戒されたのだった。

鞭打ち行進をはじめ、流血を伴う祈りまでが禁止対象になると、人々の欲求は聖書の購読へと向かった。それまで聖職者を通してその断片に接することしかできなかった聖書を自分の目で読み、自分の頭で解釈したい。そうすれば、神や救世主に近づき、一体化も可能になるのではないか。人々の思いは切実だった。

既存の教会に反対する姿勢は国王や世俗諸侯の間でも見られた。教皇に収めねばならない「十分の一税」は軽視できない金額で、どこの司教の任免権も教皇に属し、国王であっても教皇から破門されればその地位を保つのが困難になるなど、教皇と教会のあり方は封建時代から次の段階へステップしようとするにあたり、最大の障壁となっていた。

黒死病の大流行後に到来した信仰の高揚は、既存の教会にとって痛しかゆしだった。すべての信者が教会離れを始めたわけではなく、神へのとりなしを求め、資産を寄進する者も増えたからである。

そこに需要を見出した教皇は、サン・ピエトロ大聖堂の改築費を捻出する案を出す。それまで散発的・一時的にしか発行していなかった贖宥状《しょくゆうじょう》（免罪符のこと。断食や改心せずとも献金で罪が許される）を大々的に売り出すことに決めた。

ただでさえ、教会が金儲けに走る行為や十分の一税が地域に還元されることなく、ローマに吸い込まれるばかりの状況に対して不満が高まっていたというのに、末端

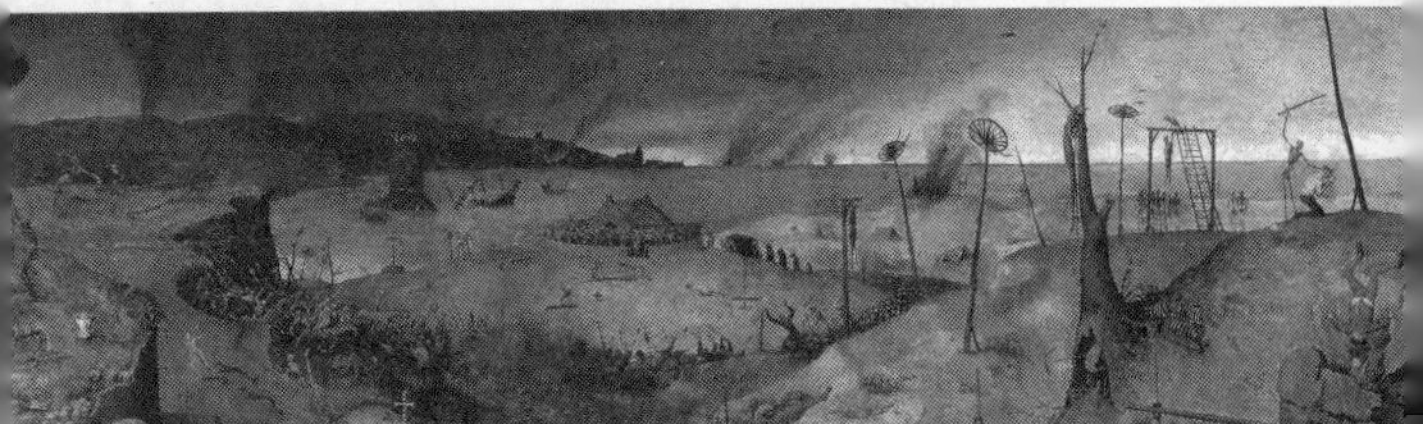

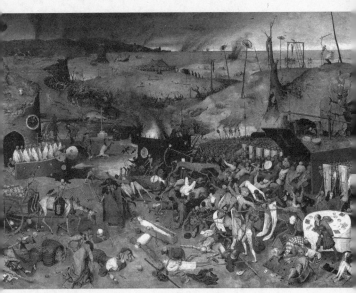

黒死病をテーマにブリューゲルが描いた『死の勝利』
[GRANGER/ 時事通信フォト]

の販売スタッフが、「聖母マリアを犯しても許される」を売り文句にするようでは、反発が起きるのは避けられなかった。

このように改革を求める地盤が整えられた状況で迎えたのが1517年のマルティン・ルターによる『95カ条の論題』の提示で、それはプロテスタントという一宗派を生み出しただけでなく、カトリック内部の改革を促すきっかけともなった。

ペストが世界中に感染した〝その日〟

―1866年〜・ペスト・香港―

ワクチンや治療薬を開発しようにも、病原体が特定できなくては始まらない。ペストの場合、病原体であるペスト菌が発見されたのは1894年のことで、発見者はスイス系フランス人のアレクサンドル・イェルサンと日本人の北里柴三郎の二人。二人はまったく別個に研究を進め、ほぼ同時期に発見、発表に至った。場所も同じく香港である。

なぜ同時期、それも香港なのか。実はここにペストの第三次パンデミックが関係してくる。

1866年の中国雲南《うんなん》省に始まるペストのパンデミックは感染速度が非常に遅く、

香港で最初の患者が報告されたのは1894年5月8日のことだった。

雲南省の省都・昆明《こんめい》から香港までは直線距離にして約1200キロ。その間に28年の歳月を要したのだから、1カ月の移動距離は3・5キロと、感染速度自体はまったく恐れるに足りなかった。

時間は十分にあったが、感染原因が未解明の状況では地域封鎖や隔離施設の建設以外にこれといった対策も思い浮かばず、貿易の中継地として栄え、労働力を外部に依存している香港の場合、完全封鎖は難しい相談だった。

2019年末時点、香港の人口は750万人を数えたが、英国が都市建設を始めた1841年1月時点の人口は7450人にすぎなかった。1845年には2万4000人、1866年には11万2000人にまで増加する。それから急増と呼べる事態が生じ、中国の南の玄関口として広州に取って代わるのは1880年代のこと。1893年末時点の人口は24万人に達している。

1894年2月、広州でペストの流行が始まるが、当時広州から香港へ入境する人の数は週平均で1万1000人を数えた。ただでさえ往来が盛んなところへ、1

1894年の中国南部と香港

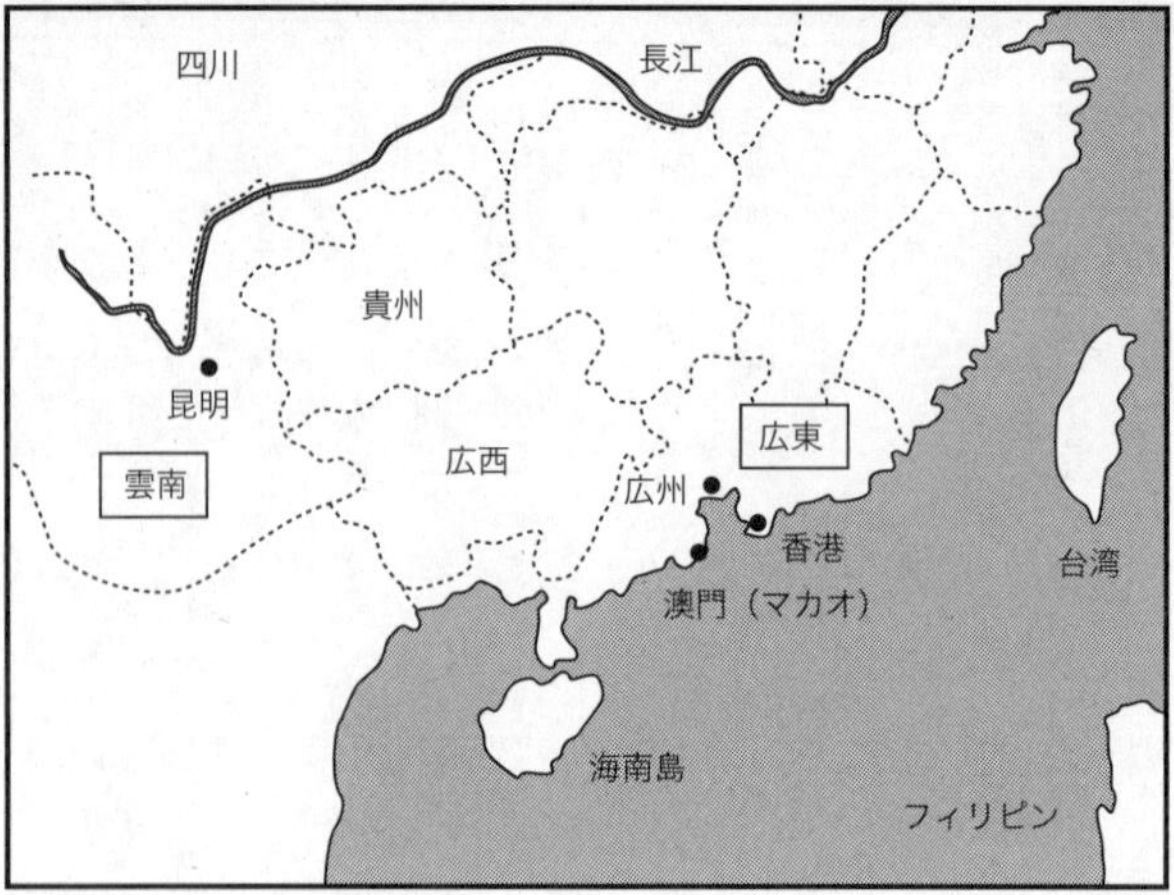

894年3月2日には春節（旧正月）を祝うパレードを見学するため、本土から4万人もの人々が訪れていたから、ペスト菌がもたらされる危険性はいつになく高かった。

香港で最初のペスト患者が確認されたのは同年5月8日のこと。これはあくまで行政当局が確認した範囲のもので、実際の流行はそれより早かった可能性がある。

もともと香港が経験する感染症の流行はこれが最初ではなく、すでに天然痘の流行を経験していた。そのため1891年には九龍ドッグで大型病院船「ハイジーア」を進水させていた。

行政当局はペストの上陸も予測していたので、流行が始まったと判断するや躊躇することなく、同月10日にはペストの流行を宣言し、翌日には患者をハイジーアへ隔離、患者発生時の報告義務、家屋への立ち入りなどを内容とする防疫条例を制定した。

流行のピークは7月には終わり、同年末までの感染者は2679人、死者は2552人を数えた。総人口の1パーセント強が感染して、致死率は95パーセントに及んだが、多いと見るか少ないと見るかは意見の分かれるところだろう。

ともかく、当時ベトナムにいたイェルサンと日本にいた北里柴三郎にとって、流行の地が香港というのは同業者に先駆けて現地入りする絶好のチャンスで、これを逃す手はなかった。

だが、北里らの研究は大きな危険が伴っていた。自らが感染する危険はもちろん、遺体の解剖があらぬ誤解を生み、デマが拡散されれば彼らのもとに民衆が押し寄せ、殺される危険があったのである。

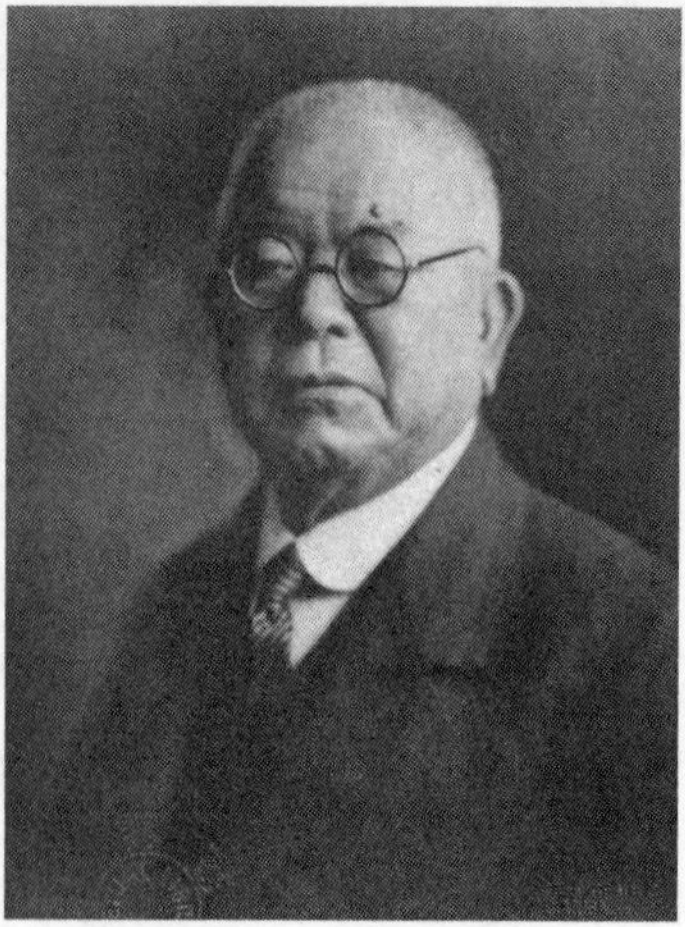

ペスト菌を発見した北里柴三郎

実は患者の隔離が始まって間もなくして**「患者の身体はバラバラに解体され、新薬の材料にされる」**とのデマが拡散していた。病原菌の特定には病理解剖が不可欠だったが、すべてを秘密裏に行わなくてはいけないとあって、北里らはスパイさながらの隠密行動をさせられる羽目となった。

そんな危険を伴う香港での調査であったが病原菌を発見するに至った。ただし、摂取可能なワクチンは現在も開発中である。

史上最悪のパンデミック「スペイン風邪」の思わぬ被害者と経路

―1918~19年・インフルエンザ・中国―

ヨーロッパで「大戦」といえば、第一次世界大戦を指すのが一般的である。勝者か敗者かに関係なく、ヨーロッパ全体に甚大な被害をもたらし、ヨーロッパが世界の覇権を握る時代に終止符を打たせもした。

人的損害だけを見ても、大戦の死者の数は1600万人以上に及んだ。これに民間人の死者を加えれば、その合計は2倍近くになるだろう。

だが、第一次世界大戦の末期と少し時期が重なりながら、それ以上の命を奪う出来事があった。1918年から翌年にかけて世界中を席巻した「スペイン風邪」と名付けられたパンデミックがそれである。全世界での死者数は4000万人とも5

000万人ともいわれ、日本だけでも38万人が命を落としている。

スペイン風邪はインフルエンザの変異体でありながら、致死率は通常のインフルエンザの20倍以上に及び、世界中を震撼させた。

感染症の死者といえば、幼児と高齢者が多いと思われがちだが、スペイン風邪の場合、死者の大半は20代から40代で占められた。

この不可思議な現象の答えは至って単純で、1889年以降に生まれた人々はインフルエンザにかかった経験がなく、免疫が皆無だった。それ以前の人々はスペイン風邪より症状が軽度ながら、それと似たインフルエンザを経験していたためにある程度の免疫を有しており、その経験の差が生死を分けたのである。

ヨーロッパ戦線で蔓延していたスペイン風邪は各国兵士の凱旋に伴い、世界中に拡散した。呼び名のスペイン風邪だが、スペイン発祥というわけではなく、戦時下の検閲で中立国であったスペインでの流行ばかりが報道されたことによっている。

実際の発源地は特定されておらず、当初はフランス軍の塹壕《ざんごう》と目されていた。汚物と死体にまみれたそこなら、どんな感染症が発生してもおかしくないと考えられ

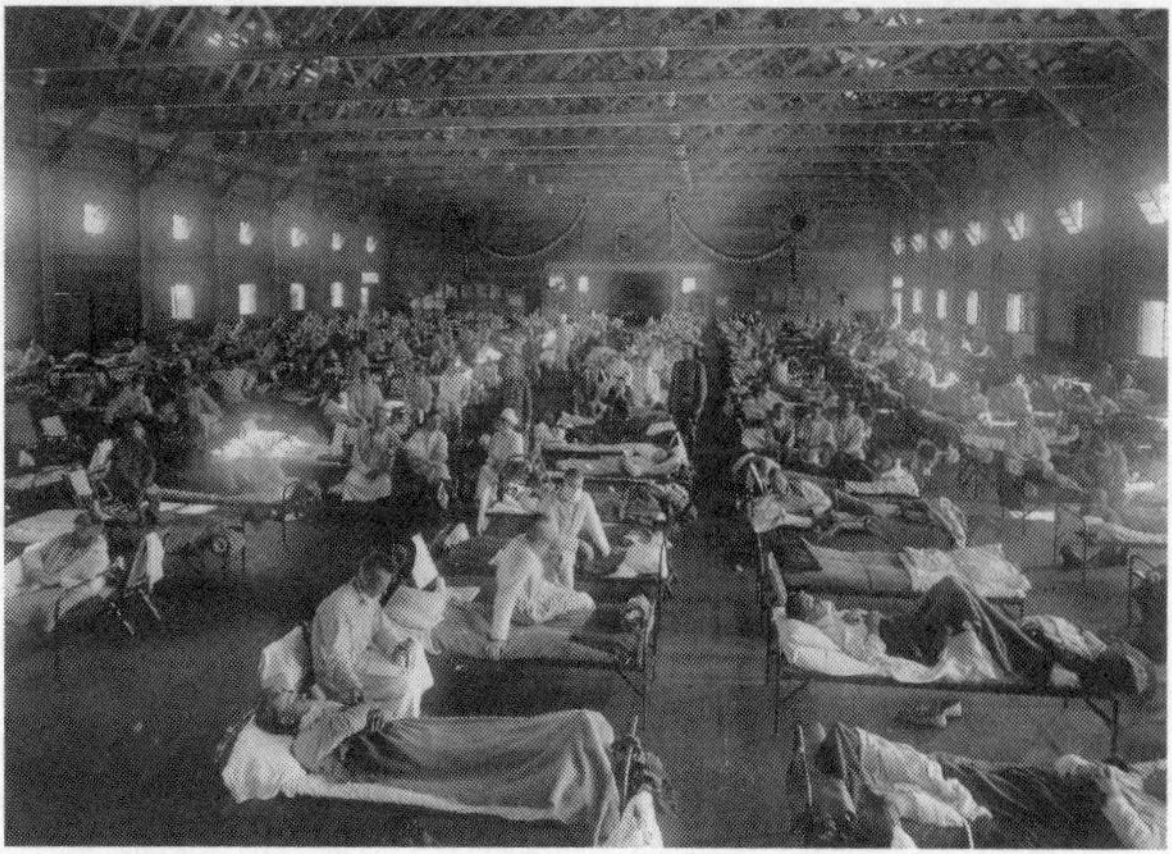

スペイン風邪の発源地とされたアメリカのファンストン基地

たからである。

だが、大戦終結から10年も経つと、アメリカ中部カンザス州のファンストン基地とする説が有力となった。同州内で起きていたインフルエンザの流行が1918年3月にファンストン基地に及び、歩兵48人が死亡との報告書が野戦病院さながらの写真とともに残されており、それらが根拠とされたのである。

以来、アメリカ起源説が有力視されてきたわけだが、カナダの歴史学者マーク・ハンフリーズの新説が2020年3月15日付けの『ナショナルジオグラフィック日本版』に**「スペインかぜ**

のパンデミック、中国起源説とその教訓　起源の解明は困難でも、「中国に注目せよ」と歴史家は言っていた」と題する記事の中で紹介された。

ハンフリーズの説は、後方支援のため西部戦線に送られた中国人労働者を感染源とする内容で、根拠として複数の公文書が挙げられている。

要約すると、1917年に万里の長城沿いの村々で呼吸器感染症が流行し、1日あたり数十人の死者が発生。同年末には6週間で500キロも離れたところまで広がった。翌年の報告書には、この病気をインフルエンザとする記述がある。

英仏両国は後方支援の兵士を前線に出すため、中国人労働者をその穴埋めに使おうと計画。アフリカ南まわりだと時間も費用もかかりすぎるため、船でカナダ西海岸のバンクーバーに運び、そこからヨーロッパへ送ることにした。

途中で検疫を実施した際、喉の痛みを訴える者がいたが、カナダ人医師はこれを「怠惰な気質」のせいとし、ひまし油を与えるにとどめた。

かくして1918年1月にイギリス南部に到着した中国人労働者はそこからフランスへと送られたが、フランス北部のノイエル＝シュル＝メールの病院には、呼吸器疾患により中国人労働者の数百人が死亡したとの記録が残っている。けれども、

スペイン風邪の感染経路

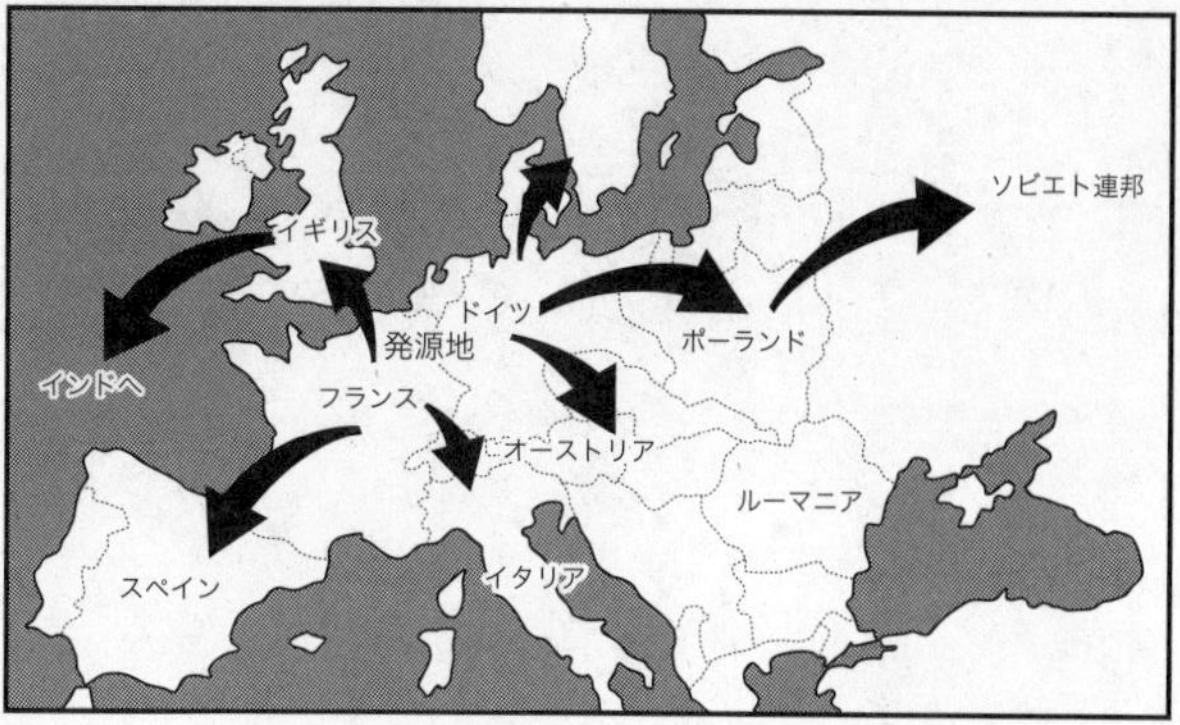

スペイン風邪がピークに達した同年秋には、逆に中国人労働者の間から症例は報告されなくなった。

ハンフリーズは以上の公文書の記録を総合して、スペイン風邪の中国起源説を提示したのである。定説となるにほど遠い現状だが、ユニークな説ではある。

ちなみに、インドではスペイン風邪による死者が少なくとも１２５０万人に及んだが、これは戦争協力が独立につながるとの期待から、１４４万４３７人もの人々が徴用に応じてヨーロッパに渡り、帰国時にウイルスを持ち込んだためだった。

COLUMN▼「スペイン風邪」にもあった買い占め騒動

２０１９年末から始まったCOVID-19のパンデミックでは日本でもマスクやトイレットペーパー、除菌スプレー、インスタント食品や日持ちする食品の買い占めが起きた。

２００３年のＳＡＲＳの流行時に中国で起きていたことが、場所を拡大させ、繰り広げられているのだ。

パンデミックや都市封鎖の噂が流れるたびに買い占め騒動が起きる。それは今も昔も、さらにどこの国も変わらない現象で、１９１８年にスペイン風邪が大流行したときも、アメリカ・メリーランド州ボルチモアの薬局に人々が押し寄せ、インフルエンザに効果がありそうなものを手当たり次第に奪っていった。

〝奪う〟と〝買う〟は大きな違いがあるが、一人一点までと販売制限がかけられていたことから、罪を承知のうえで奪いたくなったのだろう。

「スペイン風邪」は従来のインフルエンザに似ていながら、感染力・致死率ともに高く、人々の思考能力を停止させるほどの恐怖を拡散させていたからだった。

第2章　「都市・国家」を飲み込んだ感染症

キリスト教のイエスが治療したのは、なぜ〝ハンセン病〟か

―30年頃・ハンセン病―

キリスト教の聖典である『新約聖書』。それは教団の創始者イエスの愛弟子4人が著したとされる「マタイによる福音書《ふくいんしょ》」「マルコによる福音書」「ルカによる福音書」「ヨハネによる福音書」の4つの福音書をメインとする。具体的にはイエスの生涯に関する口頭伝承で3分の1は奇跡の話で埋められている。

ただの水を瞬時に豊潤なワインに変える奇跡、わずかしかないパンと魚を瞬時に数千人の空腹を満たすに足りる数に増やす奇跡、湖面を歩く奇跡など、およそ不可能を知らないイエスだが、そのなかには重い皮膚病患者を治癒する奇跡も含まれる。

たとえば、「マタイによる福音書」にはこうある。

「規定の病を患っている人が近寄り、ひれ伏して、『主よ、お望みならば、私を清くすることがおできになります。』と言った。

イエスは手を伸ばして、彼にさわり、『わたしの心だ。清くなれ』と言われた。すると、すぐに彼の重い皮膚病は清められた」

なぜ皮膚病なのか。

『旧約聖書』の「レビ記」には皮膚に湿疹《しっしん》、斑点、疱疹《ほうしん》の症状が出た者は祭司のもとに出頭。祭司から判定が必要とみなされた者は7日間の隔離生活を経て再判定を受ける。

その際によくなっていれば「清い」そうでなければ「汚れている」と宣言され、後者は共同体から離れた場所で、孤独な生活を送らなければならなかった。

これは感染を恐れてではなく、汚れを嫌い、避けるための措置である。なぜならば、重い皮膚病は「神罰」と受け止められていたからである。重い皮膚病にかかった者は神との契約に反した不届き者とみなされ、排除と隔離が行われたのだった。

長らく不治の病と信じられたその重い皮膚病は、ひと昔前の聖書では「ハンセン病」、もっと前には「らい病」という訳語が当てられていた。ハンセン病は「らい菌」と呼ばれる細菌に感染することで起こる感染症で、発症すると、皮膚の発疹や手足の麻痺が生じ、痛みや熱さを感じなくなり、知覚障害などの症状が表れもする。現在でこそ抗菌薬の投与で難なく治癒できるが、それが開発されるまでは自然治癒か奇跡的な回復に頼るほかない。

1873年、ノルウェーのアルマウェル・ハンセンによって病原菌が発見され、1953年から「ハンセン病」と呼ばれるようになった。

ハンセン病を神罰と考えられていたため、旧約聖書では「ツァーラート」（鞭、懲らしめなどの意味を持つ）という語で表現される。しかし、紀元1世紀前半に現れたとされるイエスはハンセン病患者と、従来の常識に反する接し方をした。「マルコによる福音書」によれば、イエスは避けるどころか、シモンという患者の家に寄寓《きぐう》していた時期もある。

また、イエスは、愛弟子たちにも以下のように説いていた。

「目の見えない者が見え、足なえが歩き、重い皮膚病患者が清められ、耳の不自由な人が聞こえ、死人が生き返り、貧しい者には福音が宣べ伝えられているのです」

すなわち、ハンセン病患者の救済もまた自分が地上に現れた目的のひとつというわけである。

医者からも家族からも見放され、祭司からも排除された患者たちにしてみれば、もはや奇跡しかすがるものはなく、イエスの出現とその治癒能力は、それこそ奇跡の発現にほかならなかった。

イエスの実在を傍証する資料が皆無の状況では治癒能力の真偽について詮索できないが、十字架上で息絶えたイエスが３日後に蘇生し、それから40日後に昇天したことはもとより、イエスが神の名のもと、どのような難病も治癒させたなどの奇跡の数々が、キリスト教が一個の宗教として確立する一歩になったのである。

つまり、ハンセン病などの不治の病は格好のアイテムだった。

産業革命時代の「平均寿命15歳」と感染症の不可分な関係

——1820〜40年代・結核・英国——

結核といえば、咳《せき》と痰《たん》（痰が絡む）、喀血《かっけつ》（咳とともに血を吐き出す）の症状などが思い浮かぶ。江戸時代には「労咳《ろうがい》」あるいは「労瘵《ろうさい》」、平安時代には「胸の病」と呼ばれた。「労瘵」の「瘵」には「疲れて擦り切れる」という意味がある。

その命名に違わず、結核を患った人は長い闘病生活を強いられ、自然治癒しなければ、ゆっくりだが確実に死へと近づく運命を避けられなかった。

世界の多くの国や地域が結核の大流行を経験しており、そのピークには共通点があった。都市化と産業化が急速に進んだ時期がそれにあたるのである。

世界で一番早くそれを経験したのは、世界で一番早く産業革命を迎えた英国だった。19世紀半ばの英国は「世界の工場」と呼ばれる存在だったが、その準備期間である1820年から40年代が英国における結核流行のピークだった。

産業革命は「田舎から都市部への人口の大流出」「狭い空間での集住」「衛生状態の悪さ」「日照不足」「栄養不足」「慣れない環境からくるストレス」をもたらした。

これだけ悪い条件が重なれば、何らかの病気にかからないほうが不思議なくらいで、感染症が流行する危険も高かった。

たとえ貧しくとも、田舎では大気汚染と無縁で、時間に追われるストレスもない。屋外はもとより屋内にも羽を伸ばせる空間は十分すぎるほどある。不安の対象は飢饉くらい。市場経済に飲み込まれるまでは、絵に描いたような牧歌的世界だった。

先祖代々このような環境で暮らしてきた人々が都市部に出てスラム街の住民となり、劣悪な環境に過重労働も加わって体力・気力ともに衰えた彼らの肉体を赤痢《せきり》やチフスが襲う。

感染者が一人出れば、咳やくしゃみを通じて同居人や隣人、職場の同僚などに感染が広がる。スラム自体が感染源といっても過言ではなかった。

このため英国の工業都市リバプールでは、1840年時点の平均寿命が上流階級で35歳、中産階級で25歳、労働者階級はわずか15歳にすぎなかった。これには5歳以下の乳幼児死亡者も含まれているが、乳幼児死亡率は上流階級で20パーセント、労働者階級では60パーセント近くに及び、乳幼児死亡者を差し引いた平均年齢もかなり低かったことがうかがえる。

労働者も上流・中流階級もその運命をただ受け入れていたわけではなかった。社会改良の機運が高まり、1824年に「団結禁止法」の撤廃がなされ、続々と労働組合が誕生。1832年に「第一次選挙法改正」、1833年の「工場法」、その翌年の「救貧法改正法」(新救貧法)、1848年の「公衆衛生法」、さらには1830年代後半から始まる、民主化を求める「チャーチスト運動」などもすべて、根は同じところにあった。

人権獲得の歴史は、産業革命の劣悪な環境下で巻き起こった感染症がその一端を担っていたのだ。

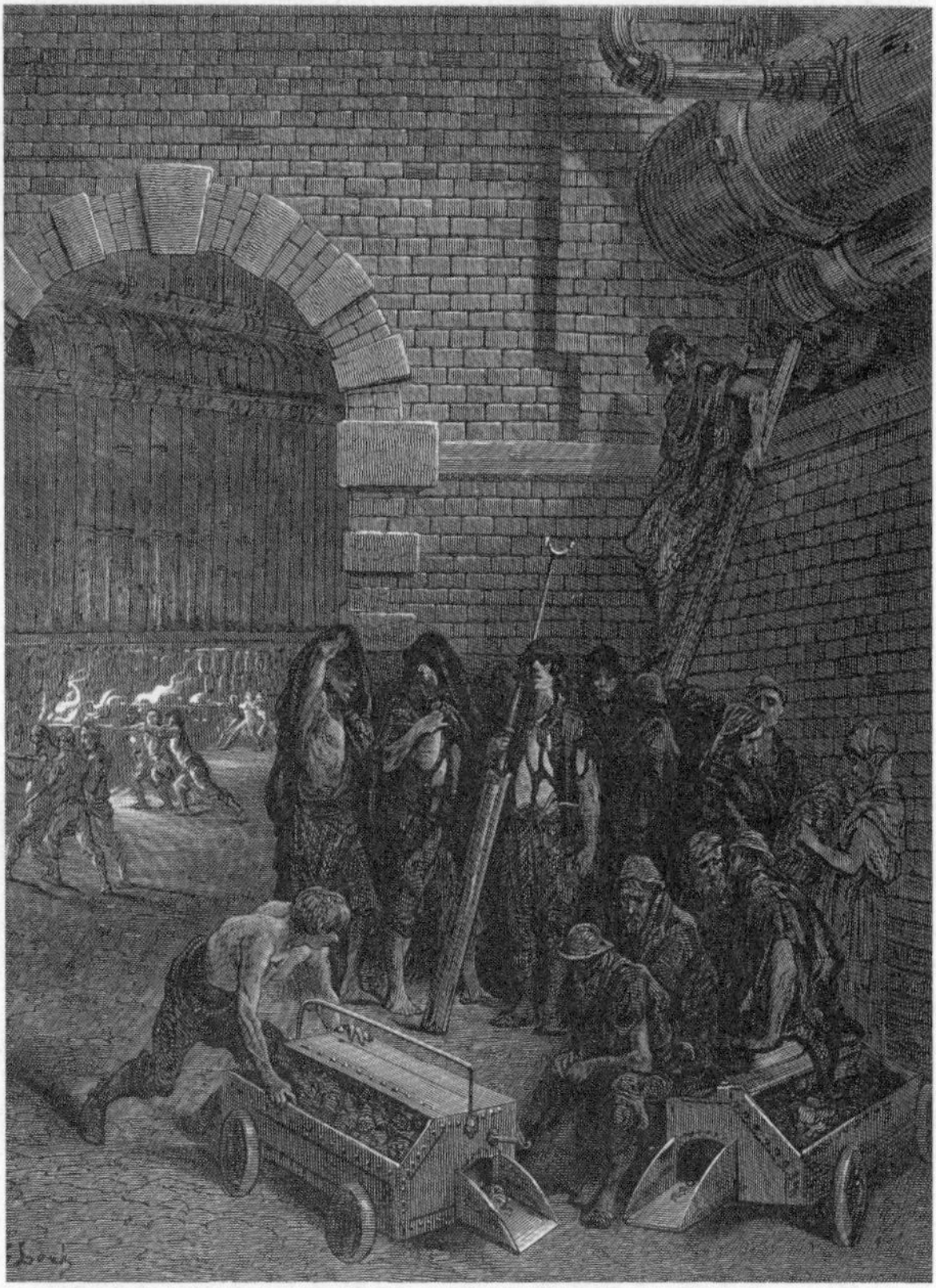

産業革命は結核の流行と不可分の関係にあった

「恐怖に貶める結核」に光明を差した二人とは

——〜1950年・結核・英国——

歌人・小説家の樋口一葉は1896年に24歳で亡くなった。俳人にして歌人の正岡子規も1902年に34歳で、歌人にして詩人の石川啄木も1912年に26歳で亡くなっている。死因は樋口一葉と石川啄木が「肺結核」、正岡子規は脊椎《せきつい》が結核菌に侵されて発症する「脊椎カリエス」であった。

産業革命と結核の因果関係は日本も例外とはいかず、明治の中頃から大正を挟み、昭和の初めまでが日本における結核流行のピークとなった。

日本の産業革命において最初に成果を上げたのは繊維産業だが、その労働者の7割以上は女性で、そのうち7割が20歳未満。つまりは労働者のほとんどが若い女子労働者（女工）で占めていた。

女工の大半は農村部の出身で、劣悪な環境下で体調を崩す者が多く、彼女らが帰省することで感染症が農村部へも広がり、結核の全国的な蔓延をもたらすことになった。

日本人の死因に関する統計をみると、明治・大正を通じて結核は常に2位か3位を占め、一貫して1位にあったのは肺・気管支炎だが、これまた産業革命・殖産興業期ならではの結果であった。

結核による死者が激減するのは１９５０年以降のことで、これには生活水準の向上に加えて「抗結核薬」の開発・普及が直接的に関係した。

結核の治療に使用される抗結核薬は免疫力を高める抗生物質を基本とするが、いったい何が有効なのかは地道なローラー作戦で探すしかない。靴や餅などによく生えるアオカビから最初の抗生物質「ペニシリン」を発見したのは１９２８年のことで、発見者は英国の細菌学者アレクサンダー・フレミングだった。

１９４５年にノーベル生理学・医学賞を受賞するフレミングだが、彼の功績が正当に評価されるまでには少々時間がかかった。それにはアメリカの微生物学者セルマン・エイブラハム・ワクスマンの登場を待たねばならなかった。

ワクスマンは「抗生物質」という名称を考案したうえ、それを、**「微生物が産出する化学物質で、他の微生物の発育や代謝を抑制するもの」**と定義付けた人でもある。これにより、ようやくフレミングの発見が裏付けられた。ワクスマン自身も抗結核薬の「ストレプトマイシン」を１９４４年に発見。１９５２年にノーベル生理学・医学賞を受賞している。

これら抗結核薬の開発と普及が生活水準の向上と重なり、日本でも１９５０年以降、結核は死因の５位へと後退する。入れ替わりに上位３つを占めたのは、上から脳卒中、ガン、心臓疾患の順だった。

ちなみに、食の欧米化がもたらす害はファストフード・チェーンの展開とともにさらに加速した。糖尿病をはじめとする生活習慣病はもはや日本でも国民病と化しており、それが直接的な死因にならずとも、免疫力が低下しては感染症に打ち勝つこと叶わず、致死率を高める要因となることは避けられまい。

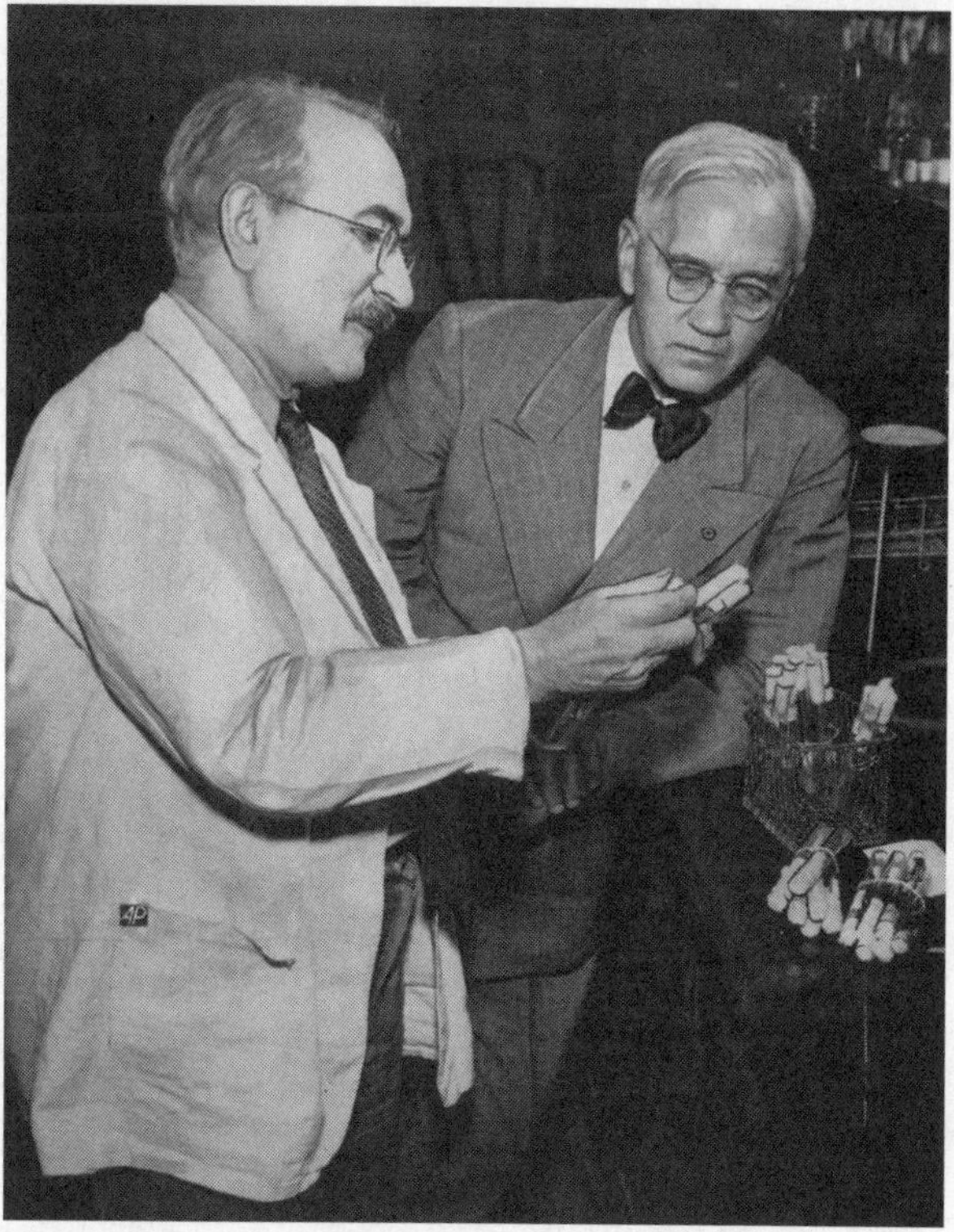

抗生物質開発の功労者フレミング（右）とワクスマン（左）
[Science Source/ アフロ]

「清潔な水」「新鮮な空気」……、公衆衛生が常識ではない時代の災厄

――1817年～・コレラ・南アジア――

蛇口をひねれば安全な水が出て、生活で出る排水は汚水処理が施される。この「上下水道の管理」が、かつては当たり前ではなかった。水や食べ物にコレラ菌があると感染し、排便を通じてさらに拡大する恐れがある。感染症対策には公衆衛生が大切であると強く認識されたのにはこのコレラが関係していた。

コレラは南アジアの東部、ガンジス川下流域（ベンガル地方）の風土病で、激しい嘔吐、下痢と脱水症状を伴い、致死率が極めて高かった。そのベンガル地方は英領インド形成の出発点でもあった。

1600年、英国はこの地域に東インド会社を設立する。拠点のひとつとしてカ

ルカッタ（現在のコルカタ）を築いたのは1690年。1772年にはカルカッタは英領インドとでも呼ぶべきこの地域の首都とされ、南アジアにおける物流の要であると同時に、英国本土への窓口ともなった。

1770年代後半の南アジア

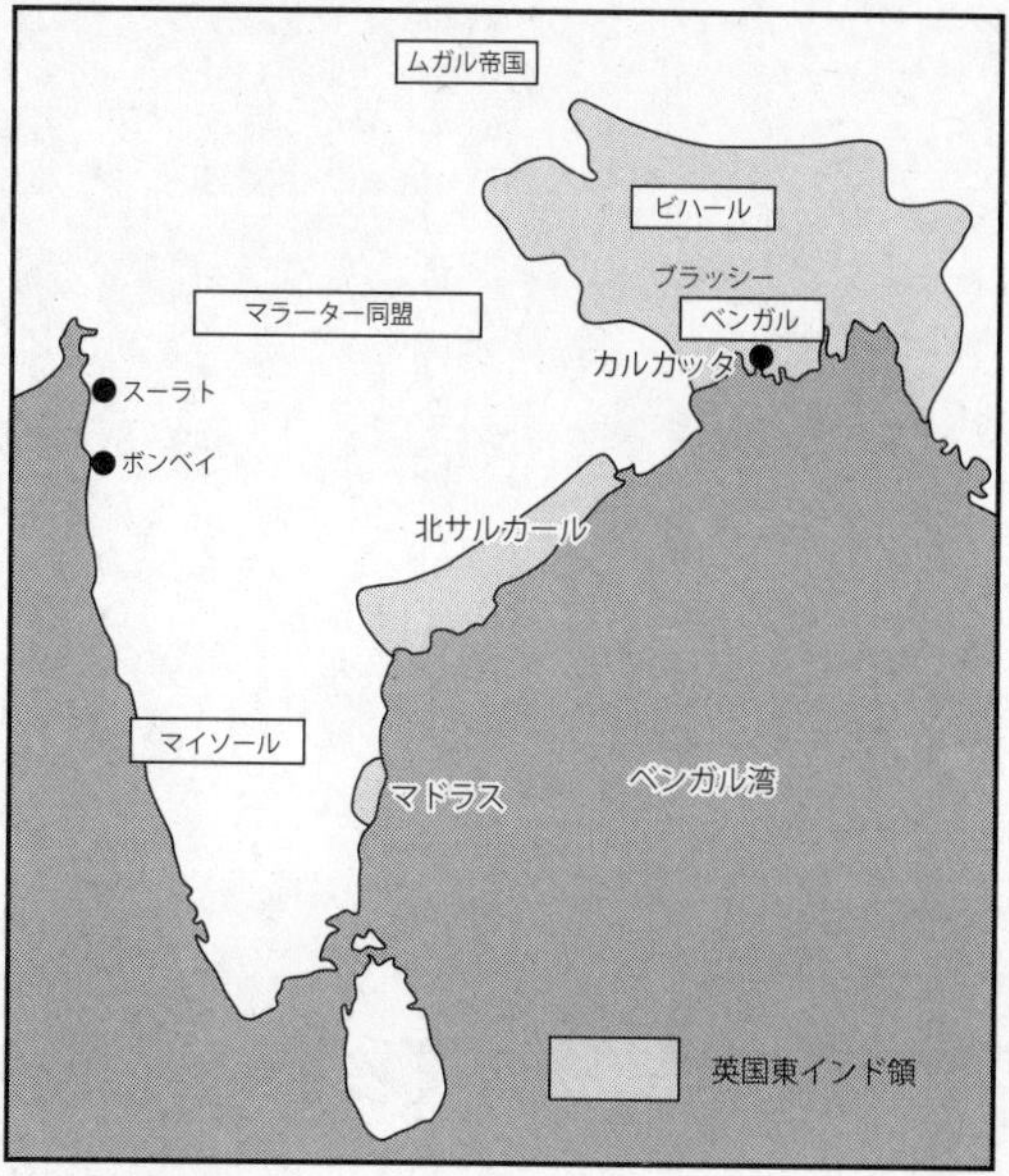

もともとコレラの発源地に位置するこの地域が、物や人の交流地となるからには、ひとたび流行すれば内外に甚大な被害を及ぼすことは避けられなかった。

最初のパンデミックが始まったのは1817年のことだった。2回目は1826年、3回目は1

840年と、現在までにベンガル発のコレラのパンデミックは7回起きている。

第一次のパンデミックはロンドンにも波及したが、その被害は最小限にとどまった。しかし、1832年に到来した第二次パンデミックの被害は大きく、ロンドン中を恐怖に陥れた。ロンドンでは以降もコレラの流行が断続的に繰り返され、1万人以上の死者が出た年は1849年、1854年、1866年の3回を数える。グレート・ブリテン島全体では1849年の死者が5万人を超えており、コレラではないが下痢症の悪化による者も含めれば死者の数は7万人以上に及んだ。

感染の予防にはベンガルの地元住民の間で「沸騰した水が一番」と語られており、ロンドンの医師も、水、特に共同井戸に疑いの目を向ける者がいた。ロンドン市当局もこの指摘を軽んじることなく、上水道の管理強化を始め、給水・排水設備の改善にいっそう力を入れた。また、スラムを放置したままでは感染の拡大を止められないという考えが議員の間でもあらかじめ広く共有されていたため、生活環境全体の底上げへとつながることになった。

パンデミックの最中の1866年には、ヨーロッパ・中東17カ国代表で「国際コレラ会議」が開催された。すべての人間にとって「綺麗で豊かな空気」「清い水」

「汚れていない土」が必要との認識が広く共有された。

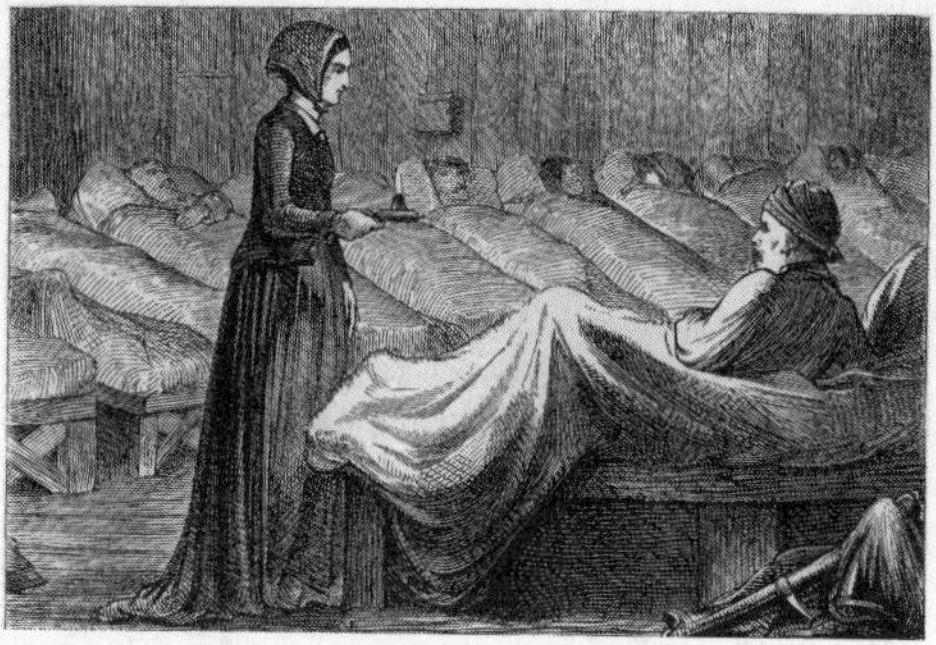
フローレンス・ナイチンゲールは清潔な環境の重要性を訴え続けた

右の国際会議よりも十数年前に、清潔な環境が感染症の予防に有効であることを実証した女性に触れておきたい。フローレンス・ナイチンゲールがその人で、１８５３年に始まる「クリミア戦争」において、戦地の病院は不衛生で死傷者が増加の一途をたどるなか、彼女は女性ら一団を引き連れ救護所まで出向いた。そこで活躍をした彼女は、いまだ病原菌の発見に至らない当時にあって終始一貫して感染症が予防可能であると主張していた。

科学的根拠を示せないまでも「清潔な環境の維持」「太陽光の取り込み」「絶え間ない換気」「密集・低温の回避」など、かなり的確な防止策を提示、実行していた。この先見性こそ、のちの世で彼女が評価される理由だった。

不衛生で感染症の巣窟だったパリが「花の都」になるまで

―1832年〜・コレラ・フランス―

英国に遅れながら、フランスも産業革命を経験する。それに伴い、深刻な都市・労働問題が生じたところも英国と同じである。

大都市パリでは農村からの人口流入が激しく、スラム街は肺結核やコレラ、チフスなどの感染症が広がり、1832年にコレラが大流行したときには死者の数が1万8000人以上に及び、首相のカジミール・ペリエまでもが命を落としている。

貧困と感染症の蔓延は暴動を誘引しかねず、為政者としては都市衛生の改善が緊急かつ重大な懸案となった。下水道の整備は1832年に着手されたが、あくまで当座の修繕であって、本格的な都市衛生の改善が行われたのは第二帝政期（185

2〜1870年）だった。

1852年に皇帝となったナポレオン3世だが、当時のパリは市内中心部にはスラムが広がり、不衛生と犯罪、感染症の巣窟と化していただけでなく、度重なる争議や暴動、市街戦の影響で、バリケードも設置されたままになっていた。ナポレオン3世はパリ大改造の決意を固め、その役目をセーヌ県知事のジョルジュ・オスマンに託した。

オスマンはウジェーヌ・ベルグランとアドルフ・アルファンという二人の技師を招聘する。二人はオスマンの期待に応えるべく、地下に巨大な導管を掘って、その中に下水溝と上水管を通すという画期的なアイデアを提示した。上水道についても、旧来の水源からの水を非飲用、新たに敷設する遠い水源からの水を飲用にする案も了承された。

地上の大改造には大きな抵抗が予想されたが、オスマンはナポレオン3世からの委任を盾に強引に計画を進めた。これにより市内中心部の曲がりくねった街路や貧民街が一掃された。道路交通網の徹底的な整備がなされた結果、広い直線的な大通りが東西南北に走ることとなった。

オペラ座や中央市場などの公共建築が一新され、建物の高さに関して規制が設けられた。街路照明が大幅に増設され、ここに現在の姿に近いパリの基本的景観が完成したのだった。

上下水道が整備されたことでパリからは水売りの姿が消えた。彼らが汲み取っていたのはセーヌ川の洗濯船（川に浮かぶ住居）の多くあるところで、排水口から汚水が垂れ流されるところでもあった。それが大改造によって、パリ市民は忘れかけていた衛生的な水でコーヒーやスープを味わえるようになったのである。

オスマン自身はパリの大改造を「美化」と称していた。その言に違わず、パリは明るくて清潔な都市へと生まれ変わり、19世紀末には「**ベル・エポック（よき時代）**」が到来する。パリを中心に新しい文化・芸術が栄えた時代のことで、モーリス・ルブランが生んだ人気キャラクター怪盗ルパンの活躍もこの時代という設定である。

これと同時期、隣のドイツでは画期的な発明があった。１８９０年に医師のロベルト・コッホが結核の治療に有効な「ツベルクリン」の開発に成功したのである。

コッホは1882年に「結核菌」、その翌年には「コレラ菌」を発見するなど、着々と実績を重ねており、一連の研究と成果が認められ、1905年にはノーベル生理学・医学賞を受賞している。感染症の定義を確立したのもコッホで、1882年発表の「コッホの原則」と称されるものは以下の通り。

1. ある病気のすべての症例に対し、同じ微生物が見出されること

2. 感染者の体外で、その微生物を単離して培養できること

3. その培養した微生物を他の動物に感染させた場合、同様の病気を発症すること

4. のちに快復期の患者に病原体について特異的な抗原抗体反応が起こること

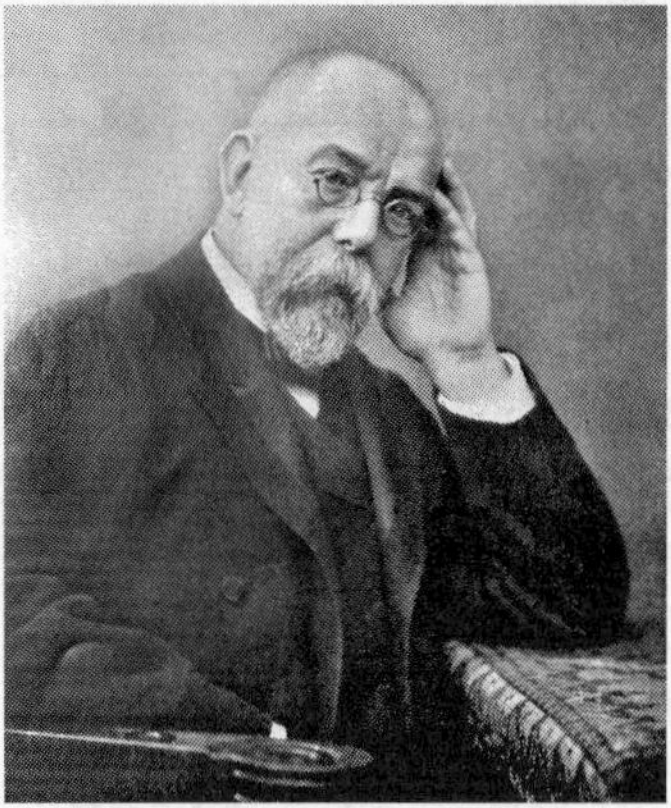

感染症の定義を確立させたロベルト・コッホ［ROGER_VIOLLET/ 時事通信］

感染症の歴史を語るうえで、コッホは欠かすことのできない存在といって間違いない。

ナチス兵を退けさせた「人を殺させないK感染症」

――1943年・謎の感染症・イタリア――

アムステルダムの隠し部屋で潜伏生活を送っていたアンネ・フランクが、ナチス・ドイツに身柄を拘束されたのは1944年8月4日のことだった。ドイツ北東部のベルゲン・ベルゼン絶滅収容所に入れられた彼女はチフスで命を落とす。劣悪な環境や栄養不足、過度のストレスなどが重なり、収容所内で感染症が蔓延していたのだろう。

だが、同じユダヤ人でも「ある謎の感染症」のおかげで命を救われた人々がいた。

2020年3月15日付けのオンライン雑誌『クーリエ・ジャポン』が英国の歴史雑

誌『ヒストリー・トゥデイ』に掲載された記事を紹介しているので、説明を補いながらその経緯を追う。

話の舞台はイタリアのローマ。イタリアでは国家主義団体ファシスト党の指導者ムッソリーニが1922年に政権を掌握してから独裁権力を強め、ナチス・ドイツと同盟関係を結んでいた。

そのためナチスがホロコーストを開始すると、ムッソリーニも歩調を合わせるべく、16世紀以来のゲットー（強制居住区）にいたユダヤ人を「絶滅収容所」に移送させていた。

イタリア北東部のトリエステ郊外に設置のサンサッバ絶滅収容所には8000人のユダヤ人が収容されたが、連合軍によって解放されたときの生存者は1000人に満たなかった。処刑された者もいたが、ムッソリーニがヒトラーほどは強い反ユダヤ主義の持ち主でなかったことからすれば、それ以上の数が強制労働と栄養不足で免疫力が衰えているところへ感染症でとどめを刺されたものと考えられる。

ユダヤ人の一斉検挙は1943年10月16日にローマ市内でも行われ、このとき連行された1200人のうち、連合国に解放されたときの生存者は15人にすぎなかった。これには感染症の流行も関係するが、それ以上にホロコーストによる死者の激増を挙げなければならない。

同年7月24日のムッソリーニの失脚、逮捕・拘束からナチスによる解放、ナチスへの事実上の実権譲渡と、ムッソリーニの運命は急転落下することになった。ユダヤ人狩りもホロコーストの実行もナチスの手で推進されるようになったのである。

当時、ローマ市内を流れるテヴェレ川の中州には、修道院が経営する「ファーテベネフラテッリ病院」が建てられていたが、10月16日を境として、そこには「K症候群」という正体不明の病気の治療を受ける患者たちが増えていった。

結核を意味するイタリア語と発音が酷似していることから、ファシスト党政権の軍警もナチス兵たちも感染を恐れ、K症候群患者が収容されている病棟には近づこうとしなかった。

実はそれこそ、医長ジョヴァンニ・ボロメオをはじめ、心ある医療スタッフや修道士たちの狙いで、K症候群はユダヤ人を匿《かくま》うために考案した偽りの病気だったのだ。皮肉にも「K」という名称はナチスの南部軍総司令官アルベルト・ケッセルリンクとゲシュタポ（国家秘密警察）のローマ長官だったヘルベルト・カプラーをもじったものだった。病院スタッフはユダヤ人を匿うだけでなく、院内にラジオ局を設けてパルチザンと連絡を取り合ってもいた。

だが、その病院にも一度だけピンチが訪れた。同年10月末、ナチス兵が病棟内の捜索にやってきたのである。

このときスタッフは冷静に対処した。まずは一般病棟を案内しがてら、K症候群患者の悲惨な病状を語って聞かせたところ、ナチス兵は捜索を切り上げ、そそくさと病院をあとにした。相手が生きた人間であればともかく、病気、それも不治の感染症ではどうにもならない。感染症はそれほどまでに恐れられていたわけで、恐怖心を利用した同病院の作戦は功を奏したのであった。

世界の歴史上、これほど多くの人命を救った感染症はほかに例がない。

COLUMN▼17世紀フランスで生まれた奇妙なマスク

ペストの流行を題材にした西洋画には、防護服のようなもので身を包み、鳥のくちばしのようなものが付いたマスクを着用した人物がよく描かれる。これは近世のペストの専門医を描いたものである。

そのマスクの考案者はフランスのルイ13世をはじめ、ヨーロッパの多くの王族を治療したことで知られる医師シャルル・ド・ロルムといわれている。

くちばし状の部分は長さ15センチもあり、中にはハーブが入れられている。呼吸用の穴は鼻孔近くに2カ所あるだけで、そこから吸われる空気はハーブの香りで除菌されると考えられた。

このマスクにハーブ入りのワックスを塗ったコート、ブーツとつながる丈が短めのズボン、ヤギ革製の帽子と手袋というのがシャルル考案の防護服で、これらと患者に触れる際に使用する杖を手にすれば、診療の準備完了だった。

現代からすると異様に見えるが、パンデミックに立ち向かった人が試行錯誤のうえ、考案されたものだった。

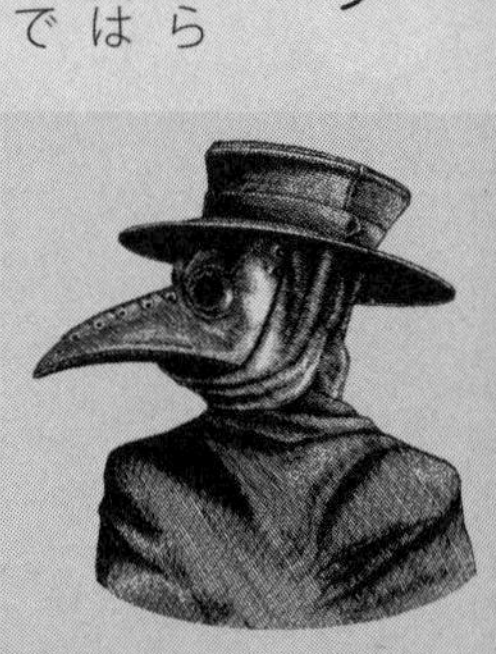

ペストマスク

第3章　「歴史的事件」に潜んでいた感染症

アテナイとスパルタ二大強国の戦争に終止符が打たれたおもわぬ理由

―前429年・発疹チフス・古代ギリシア―

古代ギリシアでは統一国家が生まれず、ポリスという都市国家が並立。そのなかでアテナイ（現在のアテネ）とスパルタの二強が抜きん出ていたと、おおかたの教科書には記されている。

前5世紀初頭のペルシア戦争という大難を乗り越えたのち、アケメネス朝の再襲来に備えて結成されたデロス同盟をアテナイが私物化したことをきっかけとして、スパルタを盟主とするペロポネソス同盟が成立。この同盟とアテナイとの間で「ペロポネソス戦争」が起こり、前404年、アテナイの降伏で終わった。

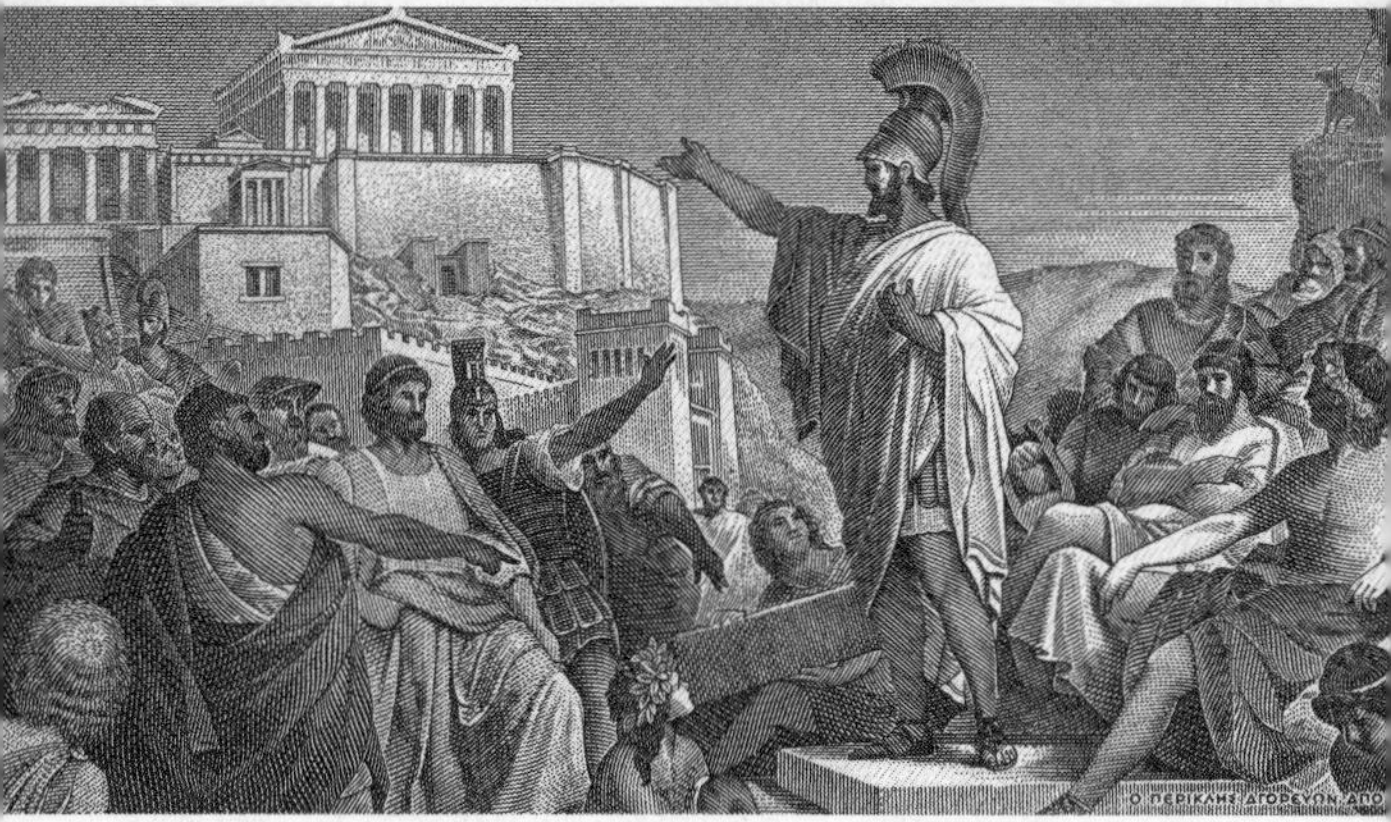

ギリシアの旧紙幣に描かれたペリクレスの演説場面

この戦争が始まったのは前４３１年のことだが、実のところ2年後の前４２９年に大勢は決していた。未曽有《みぞう》の感染症に見舞われたことで、アテナイは人口の4分の1と、ある優れた指導者を失っていたからである。

その指導者の名を「ペリクレス」という。古代民主政の完成者として特筆されるペリクレスは軍事指導者としても優れ、海軍の圧倒的優位を背景に陸上では防御に徹し、海上では攻勢に出る変則的な籠城戦で、当初は戦いを有利に進めていた。

ところが、開戦から2年目の前４２９年に思わぬ事態が生じる。突如として感染症に見舞われたのである。

これについては、同時代を生きた年代記作者のトゥキディデスがその著『戦史』に詳細な記述を残しており、同書によれば発源地は現在のスーダンと推測される。そこから現在のエジプトを経由して海路で、アテナイの外港ペイライエウス（現在のピレウス）に上陸。ピンポイントで籠城中のアテナイ市内へと伝播、蔓延した。当時のアテナイは周辺からの避難民も押し寄せ、明らかな人口過密状態。衛生環境が悪化していたことも重なり、感染症の被害を拡大させた。

同書には発症から亡くなるまでの経過が細かく記されており、それを簡潔にまとめると以下の流れになる。

突如として起こる頭部の発熱と目の充血
↓　舌と喉の炎症、吐息の異臭
↓　くしゃみと喉の痛み、しゃがれ声
↓　胸の痛みと激しい咳
↓　胆汁の嘔吐。痙攣と空咳《からせき》
↓　皮膚表面の膿疱や腫れ物

↓全身の発熱と喉の渇き。滝のような下痢

↓脱水症状。衰弱死

発症から絶命までの期間は7〜9日で、運よく回復に向かった者も爪や指、生殖器に壊死《えし》が生じ、失明や記憶喪失などの後遺症を残したという。

この感染症の病名についてはさまざまな説が提起されてきたが、医療文化史を専門とする立川昭二はその著『病気の社会史』で、ペスト説、発疹《はっしん》チフス説、疱瘡《ほうそう》説、麦角《ばっかく》中毒説、麻疹《ましん》説についてそれぞれ言及しながら、強いて結論的な回答を求めるならと前置きして、発疹チフス・疱瘡・麻疹のうちいずれかの融合形か、異なる病気が合併症として流行したとの見解を提示している。

病魔の正体が何であれ、開戦2年目には北方遠征に派遣した兵士４０００人のうち１０５０人が40日と経たずして病死したため急遽引き返させ、前４２７年には戦闘員の約3分の１が病死する事態となる。その間の前４２９年にはペリクレスが病魔に倒れて帰らぬ人に。

ペリクレスを失ったアテナイがどうなったか。トゥキディデスは『戦史』でこう語る。
「ついにこの疾病は、ポリスの生活全面にかつてなき無秩序を広めていく最初の契機となった」

問題は社会秩序だけではなく、戦争指導にも表れた。戦局が大きく傾くきっかけとなったのは前415年に始まるシチリア遠征の失敗で、ペリクレスが存命であれば、決して採用することのない無謀な作戦だった。

主力が壊滅したアテナイの敗北はもはや避けようがなかったが、スパルタの側も疲弊はなはだしく、この戦争を勝利で終えながら、衰退の道を歩むこととなった。

それはギリシア全体の地盤沈下をもたらし、短期的にはアケメネス朝に付け入る隙を与え、中長期的にはギリシアに対するマケドニア覇権の下地を整えることにもなった。感染症が歴史を大きく変えた世界最古の例といえる。

英雄アレクサンドロス大王の早すぎる死の真相

―前323年・マラリア・古代マケドニア―

北はアイルランドから南はサハラ砂漠を越えてエチオピアまで、西はイベリア半島から東はジャワ島まで、24の言語と80以上の異本でその英雄譚が伝説色を濃厚に帯びて語られる。民族や宗教の壁を超えて愛され、大王の尊号で呼ばれることが多い人物。マケドニアのアレクサンドロス3世がそれである。

ここでいうマケドニアは現在の北マケドニア共和国ではなく、古代のマケドニア。現在の地名でいえば、ギリシア第二の都市テッサロニキを中心とする中央マケドニアに相当する。古くはアテナイやスパルタなどから北方の蛮族と目されていたが、アレクサンドロスの父フィリッポス2世の代にはスパルタを除く全ギリシア都市を同盟の名のもとに従属させた。

20歳にして父の跡を継いだアレクサンドロス。彼の名を不朽のものとした要因は、超大国のアケメネス朝を滅ぼしたことと、33歳にしてあっけなく世を去ったことが挙げられる。言い方はよくないが、大きな失敗をやらかす前に亡くなったこと、それも急死であったこともその要因のひとつである。

父フィリッポス2世の死も突然だったが、それは暗殺だった。対してアレクサンドロスの死因は熱病であった。その最期について、2世紀のギリシア人フラウィオス・アッリアノスの著作『アレクサンドロス大王東征記』は次のように語る。

場所は現在のイラク南部に位置するバビロン。遠からずアラビア遠征に出立しようという夜のことだった。

側近たちとの酒席を楽しんだアレクサンドロスは入浴ののち寝床につくが、ほどなく起き出し、同じ顔ぶれで飲み直す。それからまた入浴したのち軽く食事をとったときには、すでに発熱を覚えていた。

一晩眠れば大丈夫と考えたのだろうが、翌日には歩くのが億劫になっていた。それでも日課を欠かすわけにはいかないと、担架でその身を運ばせて神々への供犠を

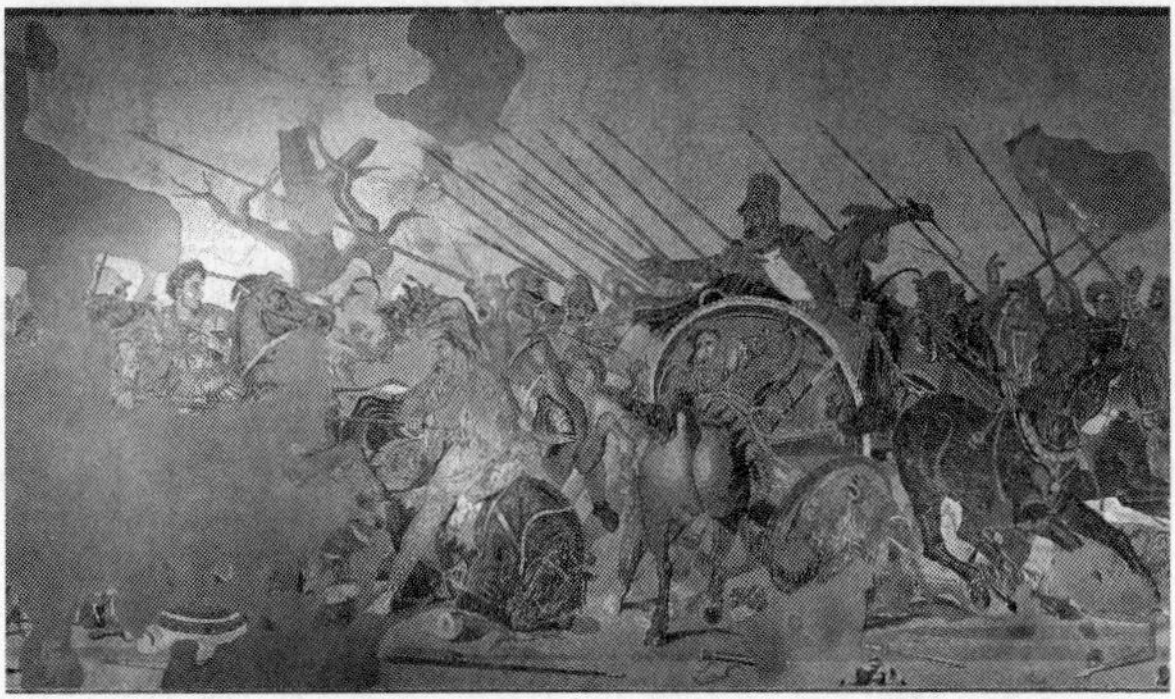

イッソスでダレイオス３世（右の兜を被った馬上の人物）に挑むアレクサンドロス（左の馬上の人）

済ませる。そのあとは貴賓室で身を横にしたまま、入れ替わりやってくる指揮官たちに、日暮れまで行軍と航海についての指示を与え続けた。

翌日も同じようにして過ごすが、いったん下がった熱が夜になって再び上がり、一晩中下がらなかった。

熱が下がらぬまま同様の日課をこなすこと数日。病状は悪化の一途をたどり、ついには指揮官たちが寝室に入ってきても、彼らを見分けるどころか、声も出せないほど衰弱しており、その後も昼夜を分かたず高熱状態が続いた。

王がすでに亡くなったとの噂が流れたことから、その真偽を確かめようと一般の兵士までが見舞いにやってくる。アレクサンドロスは律義にも一人ひとりに心持ち頭をもたげるようにして会釈を返し、両の目で応じた。

アッリアノスは死の瞬間について記していないが、日々衰弱していくその描写からは、眠りにつくかのように静かに息を引き取ったものと推察される。

症状についても発熱以外では、どんなに気力を振り絞っても抗えない脱力感と倦《けん》怠感《たいかん》に襲われていたことが推測できるだけ。アッリアノスも具体的な病名は何も挙げていないが、現在ではそれを「マラリア」に帰する見方が定説化している。

マラリアは「ハマダラカ」という熱帯と亜熱帯に生息する蚊を媒介とする感染症。ハマダラカに噛まれることで、ウイルスの「マラリア原虫」がヒトからヒトへとうつされるのである。バビロンはハマダラカがいてもまったく不思議のない場所だった。刺されてからの潜伏期間は10〜14日。それからは発熱・発汗と解熱を不規則にくり返し、回復に向かわない者には死があるのみ。安静にしていれば命永らえたかもしれないが、アレクサンドロスの性分ではできない相談だった。

王位にあること12年と8カ月。征服した地はエジプトと西アジアから中央アジア西部、北インドの一部という広大な範囲に及んだ。彼の死からほどなく統一は失わ

アレクサンドロス大王の遠征路と征服地

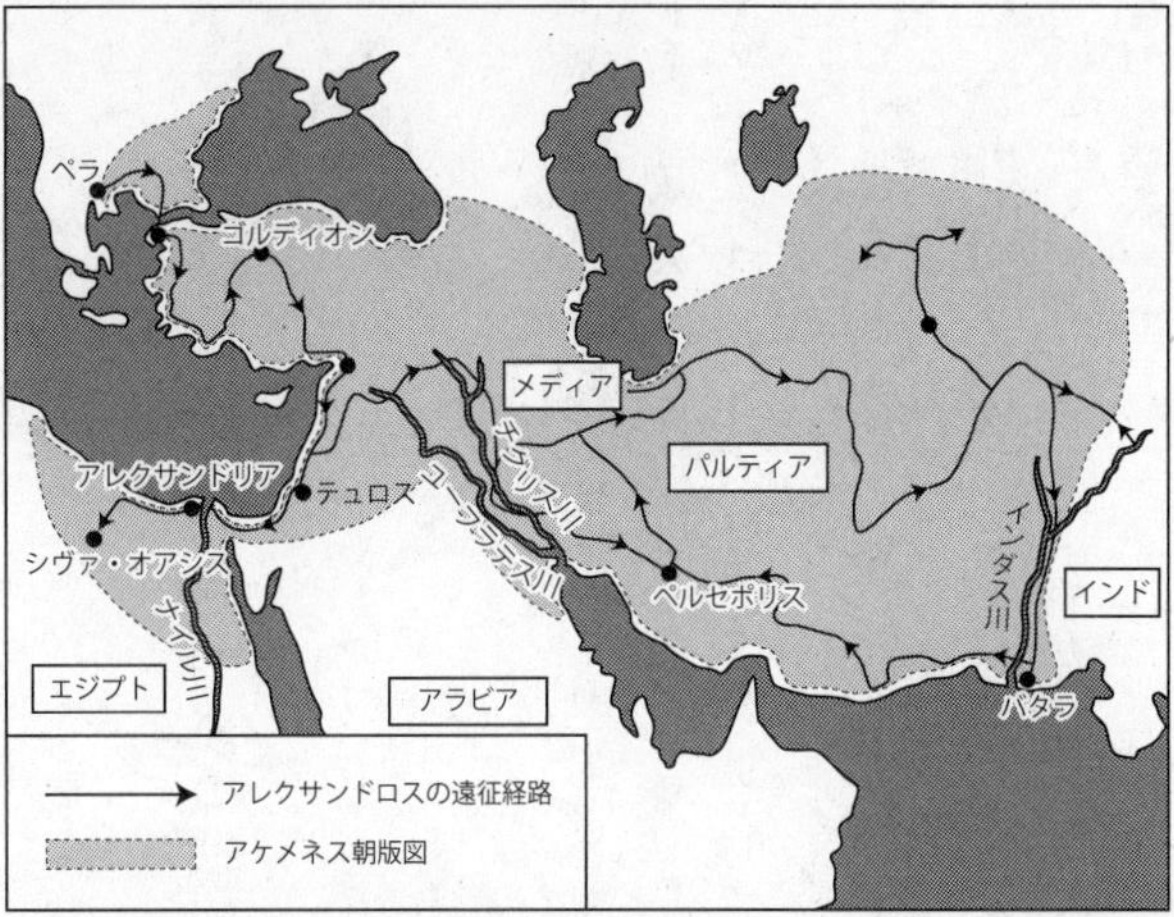

れるが、ギリシア系が支配層に占める時代がその後も四半世紀にわたって続き、古代ギリシア文化を基調とするヘレニズム文化が広く浸透することにもなった。

これだけでも歴史に大きく名を刻むに十分だが、彼の場合、それに突然死という要素が加わった。

戦死や戦傷死であれば、アレクサンドロスに対する後世の評価もだいぶ異なり、その生涯に多分なまでの伝説色が加味されることもなかったかもしれない。

ローマ帝国滅亡を招いた「望まぬ戦利品」の正体

――166年から10年余・天然痘・古代ローマ――

古来、多くの人がその問いをくり返してきた。ローマ帝国はなぜ滅んだのかと。仏教に馴染んだ日本人からすれば、栄枯盛衰の歯車からは誰も逃れられないということで片付けられるが、あくまで科学的な答えを欲する人間はどこにも、いつの世にも存在する。

そのため、ローマ帝国の滅亡は「キリスト教の国教化による軟弱化」や「金属中毒による出生率の低下」「奴隷や傭兵への依存体質」など、さまざまな説が唱えられてきたが、結局のところどれかひとつではなく、複合的な要因とする見方に落ち着きつつある。

そこで見落とすことのできないのが、五賢帝時代（96〜180年）に起きた感染症の影響である。

五賢帝時代とは「ネルウァ」「トラヤヌス」「ハドリアヌス」「アントニウス・ピウス」「マルクス・アウレリウス」という血縁関係のない5人が、それぞれこれはと思う人物を養子に迎え、帝位を継承させた時代で、それを代表作『ローマ帝国衰亡史』で**「人類が最も幸福であった時代」**と称したのは、18世紀の英国の歴史家エドワード・ギボンだった。

ここでいう「人類」は地球上の全人類ではなく、ローマ市民権を有する者に限られる。そのすべてが本当に幸福であったかどうかは今は問うまい。少なくとも、相対的に安定的な時代であったことは間違いない。

それぞれに個性が強い五賢帝のなかに、最後のマルクス・アウレリウスは「哲人皇帝」の異名で呼ばれた変わり種。

『自省録』という哲学書を著したことからもうかがえるように、「ストア派」という禁欲主義的な哲学を信奉するかたわら、常に反省を怠らず、自分の感情や欲望を

ハドリアヌス帝時代の最大版図

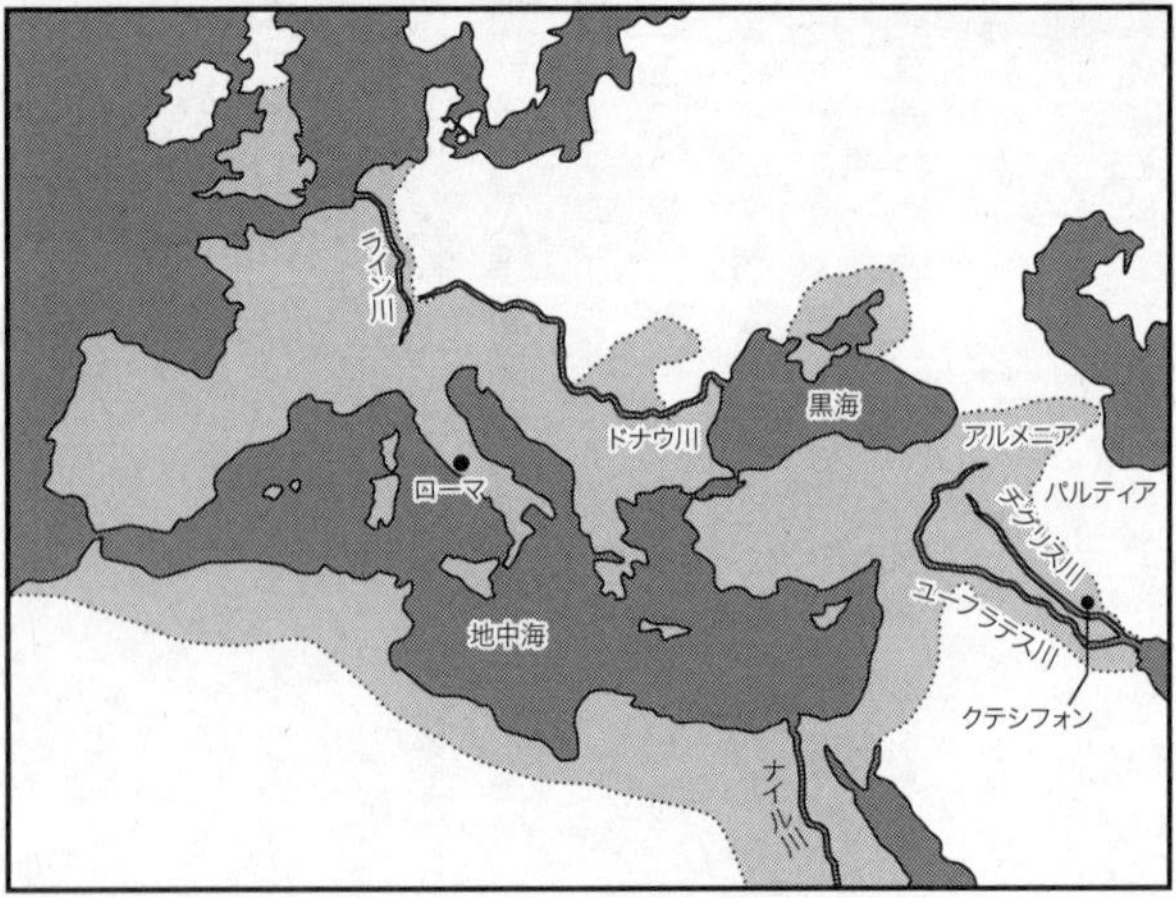

抑えるよう心がける人物だった。

帝位についたのは161年のことだが、彼は帝国史上初めて共同統治者を置いた。その理由は、「考え」に割く時間欲しさからともいわれる。

義弟のルキウス・ウェルスを帝につかせ、人望・行政手腕ともに見劣りするウェルスの権威を高めてやった。

そして、政治に関心を示さないウェルスを都に置いておくより、遠征軍の総司令官につかせた。遠征の相手は現在のイラン・イラクを版図とした「パルティア」（アルサケス朝）

で、争点はアルメニア王国の帰属にあった。

当時のアルメニアは現在のアルメニア共和国よりかなり広く、東西と南北の交通の要衝に位置することから、ローマ、パルティアのどちらに帰属するかは軍事的にも経済的にも大きな争点だった。

その係争地を巡る争いを託されたウェルスは明るい性格が幸いして兵士たちの心をつかみ、パルティアの都市クテシフォンを攻略するなど、バビロニアを席巻するほどの快進撃を見せた。

その後、パルティア軍が反転攻勢に出るに及び、バビロニアを放棄。適当なところで和議を結び、莫大な戦利品を手土産に凱旋を果たすが、そのとき持ち帰ったものは戦利品だけではなかった。知らずのうちに天然痘と思われる感染症も含まれていたのだった。

パルティアからローマ帝国に感染症が蔓延すること166年から10年余。ローマ帝国の本土にあたるイタリア半島では3人に1人が死亡したともいわれる。属州にも少なからざる被害が及んだはずで、帝国の人口は激減した。

五賢帝時代のあとに、約50年の間に70人もの皇帝が乱立した軍人皇帝時代が到来した原因も、人口の激減に伴う社会の混乱が関係していると見て間違いなかろう。

感染症に最もかかりやすいのは老人と幼児。幼児が大量死すれば、空白の世代が生じる。帝国を襲った感染症は10年余も猛威を振るったというから大変なものである。

空白が生じれば人材の争奪も激しくなり、ときには暴力に発展することも。農作業や客商売は奴隷に任せるとして、兵員不足は異民族の傭兵で補うしかない。ひとたび撒かれた動乱の種は回収のしようがなく、軍人皇帝時代が終わり、統一が回復されても、それは真の平和や安定とはほど遠く、さらなる嵐の前の静けさでしかなかったのだった。

三国志「赤壁の戦い」の勝因は火攻めではない？
―208年・風土病・魏―

2008年とその翌年に二部作として公開された映画『レッドクリフ』はその名の通り、「赤壁《せきへき》の戦い」を描いた作品だった。三国志でも特に有名な戦いで、ときは208年冬。一方の当事者は曹操《そうそう》、もう一方の当事者が孫権《そんけん》・劉備《りゅうび》連合軍だった。兵の数では連合軍が絶対的に劣勢であったにもかかわらず、火攻めが功を奏して、勝利。3世紀末に編纂された歴史書『三国志』にも、いかに火攻めを成功させたかが事細かに記されている。

だが、『三国志』を子細に見ていくと、火攻め勝因説を否定する記述も見出される。曹操の伝「武帝紀《ぶていき》」にある次の記述がそれである。

「公は赤壁に到着し、劉備と戦ったが負け戦となった。そのとき疫病が大流行し、官吏士卒の多数が死んだ。そこで軍を引き揚げて帰還した」

疫病、すなわち感染症が流行して、甚大な被害が出たから撤退したとあるわけで、これはいったいどういうことか。

そもそも、歴史書の『三国志』は西晋《せいしん》の時代に編纂された正史。王朝公認の歴史書という性格上、曹氏から司馬《しば》氏の西晋へという帝位の譲渡（禅譲）を正統な流れとする歴史観に立っている。その観点からすれば、赤壁の戦いを曹操の天下統一がかかった大一番で、兵力で大きく勝りながら大敗を喫したとは書きづらい。そこで火攻めではなく、撤退理由を感染症の流行に帰したのではないか。『三国志』の成立事情を思えば、このような疑惑が浮かぶのも無理はなかった。

さらに、感染症の流行に関しては、『三国志』の別の個所にも見られる。劉備の伝「先主伝《せんしゅでん》」と孫権の伝「呉主伝《ごしゅでん》」がそれで、「先主伝」には「大いにこれをうち破って、軍船を燃やした」という記述に続き、「このときまた流行病が広がり、北軍に多数の死者が出たため、曹公は撤退した」と、「呉主伝」にも「曹公の軍を徹

赤壁の戦い関連図

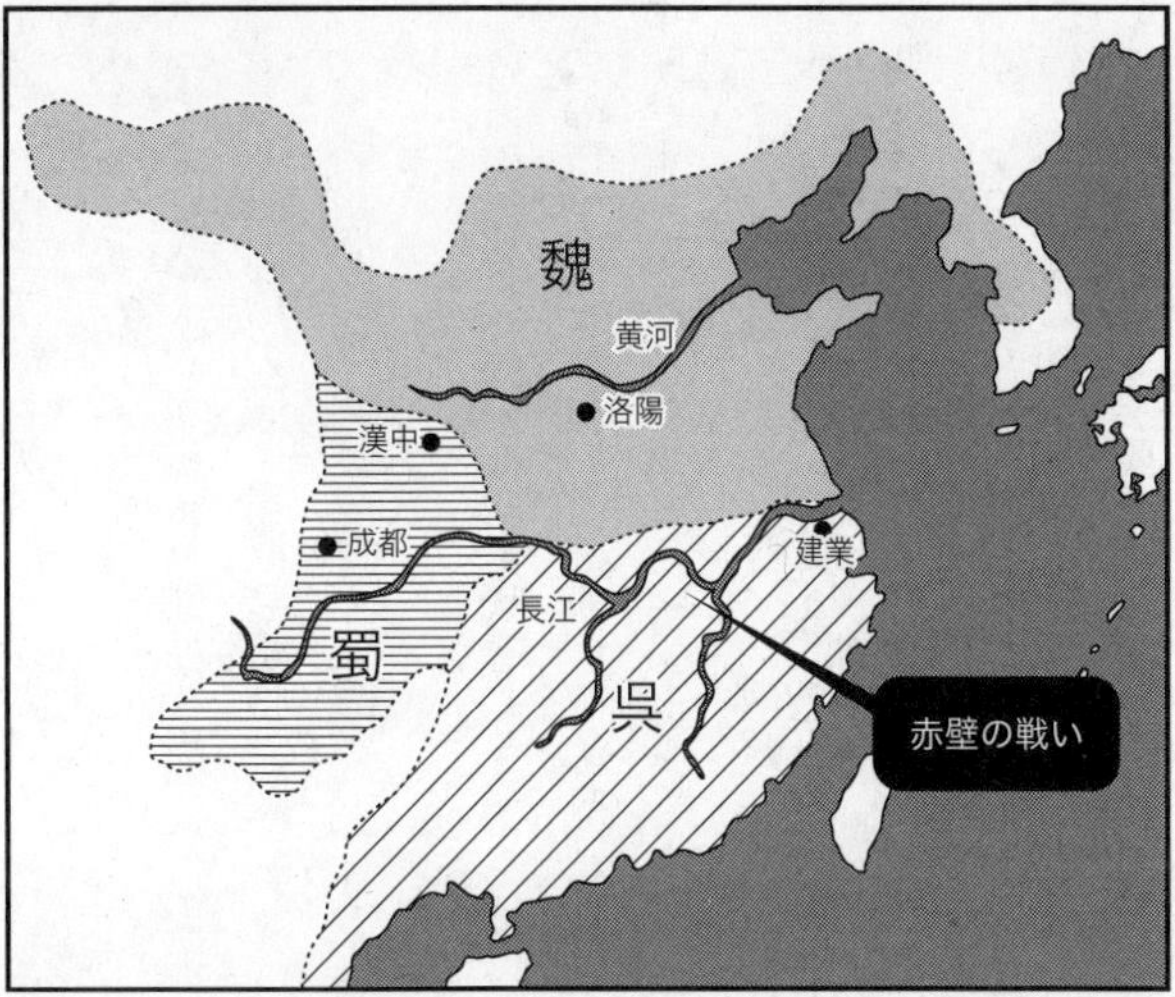

底的に打ち破った」という記述に続き、「**曹公は残った軍船に火をつけ、兵をまとめて撤退した。士卒たちは飢えて病気にかかり、その大半が死亡した**」とある。

曹操への忖度があるとはいえ、これだけ記述が重なると、さすがに軽視するわけにはいかず、撤退理由が感染症の流行にあった可能性も検討する必要があろう。

基本的な点から見ていけば、赤壁という戦場は曹操軍にとって完全なアウェイだった。華北の人間にとって長江流域の風土は厳しく、水からして合わない。

古来、華北の人間からすれば長江流域は伝染性の熱病が蔓延する地で、忌避《きひ》の対象であった。赤壁の戦い当時も事情は変わらず、マラリアの感染を媒介する「ハマダラカ」などの生息域であったことから、大量の感染者が出てもおかしくはなかった。

それに加え、最前線は衛生状態も悪く、疲労が蓄積すればどんなに頑健な者でも免疫力の低下を免れない。健康体であれば軽症で済むはずが、思いがけず重態に陥る事態が十分にありえるのだ。

また、未知との遭遇も挙げねばならない。2003年に猛威を振るった重症急性呼吸器症候群（SARS）では野生のハクビシンやコウモリが発信源と疑われているが、それと同様、華北からはるばる南下してきた曹操軍の将兵にとって、赤壁とそこに至る道では見るもの遭遇するもの初めてのものばかり。野生動物や長江に生息する魚類もそうで、直接触れた覚えがなくとも、気づかぬうちに糞や唾液に触れた手で顔をいじるか、食べ物を口に運ぶ際に感染したといえなくもない。

または、飲み水や調理に使われた水を通しての感染もないとはいえず、時代をさかのぼるほど、気候風土が大きく異なるアウェイへの遠征は、自然の脅威に見舞われる危険が高かった。

そのため、赤壁の戦いにおける曹操軍撤退の要因は、感染症の流行にあった可能性が十分ある。結果、曹操の天下統一が遠のき、三国鼎立《さんごくていりつ》へと向かった。

さらに、兵力増強のため北方や西方からの異民族の移住が奨励あるいは強制され、次に来る「五胡十六国・南北朝時代」の下地が整えられることとなった。

黄河《こうが》流域の住民で異民族の支配を嫌う者はのきなみ江南（中国の南部）に逃れるが、この大移動はいまだ人口希薄であった江南の開発を促す力となった。

また、黄河流域に残留した人々は異民族と融合していくが、その子孫こそが現在の漢民族の原型で、唐《とう》の時代末が一応の完成時期である。

十字軍遠征がもたらした光と闇

――11世紀〜・ハンセン病・ヨーロッパ――

264代ローマ教皇ヨハネ・パウロ2世は、カトリックにとって大きな節目である西暦2000年を贖罪の年として懺悔を行った。懺悔の必要がある行為として「ユダヤ人の迫害」「異端審問」「人種差別」などと並び「十字軍遠征」が挙げられた。

十字軍の遠征のひとつに、11世紀末から13世紀末まで継続された聖地エルサレムの奪取と防衛にまつわる東方遠征がある。この遠征はイスラム世界と東方キリスト教世界及びユダヤ人にとっては、災い以外の何物でもなかった。まるでカトリック信者以外は人間でないとするかのように十字軍は人を殺した。彼らからすると十字軍は血に飢えた狂信者の集団だったのだ。

一方、カトリック一色に近い西ヨーロッパにとっては十字軍がもたらした益は大きく、なかでも最大の成果は古代ギリシアの英知だった。

西ヨーロッパではキリスト教の浸透に伴い、哲学や科学をはじめとする古代ギリシアの学問は異教の産物として排除されていった。異教とはキリスト教以前からある信仰の総称である。

とうに失われたと思い込んでいた古代ギリシアの英知の原典。十字軍遠征の過程でそれらの再発見がなされたのだから、カトリック世界の気鋭の学者たちが欣喜《きんき》雀躍《じゃくやく》するのも当然だった。のちに「12世紀ルネサンス」と呼ばれるほどの活況を呈するそれは、ヨーロッパ最古の大学の誕生を促しただけでなく、イタリア・ルネサンスの先駆け、さらには近代科学の土台ともなった。

このように十字軍遠征は思わぬ副産物をもたらしたわけだが、それは有益なものだけとは限らなかった。「ハンセン病の流行」がそれである。

第一次十字軍の主力はフランスと南イタリアのノルマン騎士。第二次十字軍では

第一次十字軍の進軍路

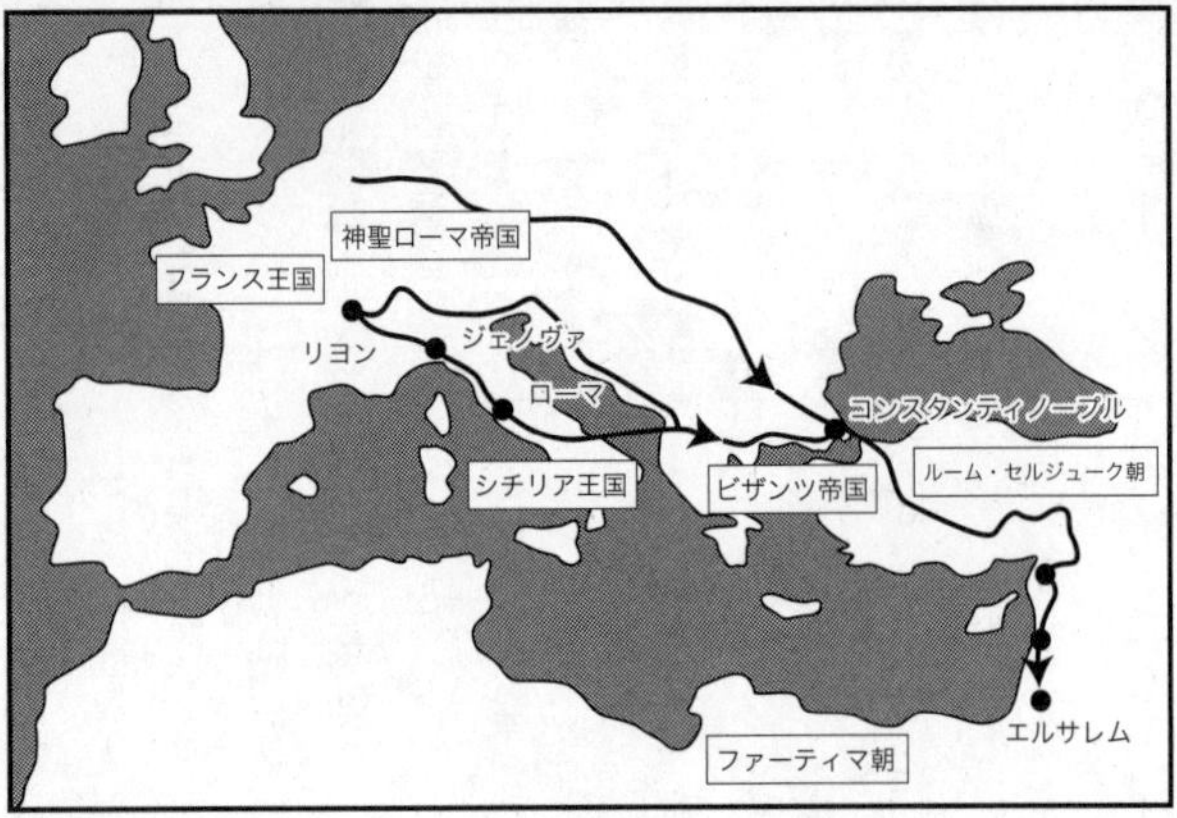

ドイツ王とフランス王が揃い踏み。第三次十字軍には「獅子心王」の異名を轟かせたイングランド王リチャード1世が参加していた。そのため、彼らが帰還すれば、シリア・パレスチナや小アジアで流行中の感染症を自国に持ち帰る確率は非常に高く、事実、第二次十字軍が一戦も交えることなく引き揚げたのは、感染症の流行に恐れをなしたからだった。

十字軍遠征により東方との往来が頻繁化した11世紀以降、ヨーロッパ各地でハンセン病が流行し、1179年の「第三ラテラノ公会議」で基本方針が決定されてからは侯国や都市ごとに隔離と収容が立法化され、それぞれに収容施設が建設された。

治療法が何もない時代だから、肉親と引き離された患者たちは、自然治癒か、死を待つだけ。そのような状況を強いられた人々が従順になるとは限らず、また提供される食事の量が十分でなかったことから、市内まで物乞いに出る者があとを絶たなかった。

それでは隔離の意味をなさないので、当局は患者たちの外出に際して細かな規定を設けた。黒地のマントに高い帽子を被り、手袋をはめ、黒衣の胸には手の形をした白い布切れを付けるといった、遠くからでも識別できる服装をすること。自分がいることを知らせるため、ガラガラや角笛《つのぶえ》を吹くか拍子木《ひょうしぎ》を鳴らすこと。売り物に直接手を触れず、必ず杖ですること。会話は相手が風上にいる場合以外は禁止。狭い路地や教会、人がいる建物や部屋への立ち入り禁止などからなる。

現代の観点からは冷たい措置に思えるかもしれないが、原因も治療法もわからない状況では、患者を救おうにもできることは何もない。ならば新たな感染者を出さないよう万全を期すのが道理であった。

「イタリア戦争」で戦わずに撤退した理由

——1498年頃〜・梅毒・ヨーロッパ——

性感染症の「梅毒」がスペインから全ヨーロッパに拡散するにあたっては「イタリア戦争」(1494〜1559年)が果たした役割が大きい。その前に当時のイタリアとイタリアを巡る国際情勢を説明しておいたほうがよいだろう。

長らく統一権力が現れることのなかったイタリア半島は、「ミラノ公国」「ヴェネツィア共和国」「フィレンツェ共和国」「教皇国家」「ナポリ王国」の五大国が互いに承認し合う「ローディーの和」(1454年)によって一応の安定を得た。

そんなイタリアを虎視眈々と狙う勢力が二つあった。ヴァロワ朝の「フランス」とハプスブルク家が事実上世襲する「ドイツ」である。先に行動を起こしたフランス王シャルル8世は、王位継承を主張して兵を進め、1495年2月にはナポリへの入城を果たす。

ときのローマ教皇アレクサンデル6世の呼びかけもあって、フランス軍討伐の秘密会議がもたらされた。これに参加した「ミラノ公国」「ヴェネツィア共和国」「教皇」「ナポリ王」「神聖ローマ帝国」で、反仏の神聖同盟軍が結成されることとなった。

だが、秘密会議の内容はフランスの駐ヴェネツィア大使に知られるところとなり、急報を受けたシャルルは迷うことなく撤退を決めた。

おかげで大した損害もなくアルプス山脈を越えることができたが、シャルルが即座に撤退を決めたのには、状況の不利を悟ったことに加え、もうひとつ理由があった。梅毒の蔓延がそれである。

当時のならいとして、どこの国の軍隊も過半数は傭兵が占めていた。シャルルの軍勢もスペイン人、スイス人、ポーランド人など雑多な民族で構成されており、スペイン人にはすでに梅毒に感染している者が少なくなかった。

これまた当時のならいとして、軍隊のあるところ必ず売春婦が集まってくる。スペイン人が彼女らにうつし、彼女らはまた別の国出身の傭兵にうつす。これが繰り返された結果、シャルルの軍隊は戦争どころの状態ではなくなっていた。

けれども、一度も敗北を喫せずにきた軍隊が病気を理由に撤退するのは、さすがにバツが悪い。どうしたものかとシャルルが頭を悩ませていたところに飛び込んできたのが先の急報だったわけで、シャルルにとっては渡りに船であった。

傭兵らで組織された軍隊はアルプス山脈を越えたところで解散となる。それぞれの故郷に向かう傭兵たちの大半はすでに梅毒に感染していた。

かくしてヨーロッパ全土に広まった梅毒だが、統一された呼び名はなく、フランスではこれを「ナポリ病」、あるいは「スペイン病」と呼び、イングランドとイタリア、ドイツでは「フランス病」、ロシアでは「ポーランド病」、ポーランドでは「トルコ病」、オスマン帝国では「キリスト教徒の病」と呼ばれた。

どこから持ち込まれたかよりも、敵意を抱く相手の名をつける例が多かったわけで、ここからは未知なる感染症に対する複雑な感情が見て取れる。

王位継承問題に暗躍した毒
―梅毒・イングランド―

フランスのシャルル８世のイタリア遠征軍にはイングランド出身者も参加していたことから、海峡で隔てられたグレート・ブリテン島へも梅毒がもたらされることとなった。ウイルスは相手の身分を選ばず、王家の人間であっても例外とはしなかった。

ヨーロッパ大陸が「宗教戦争」で揺れていた時期、イングランド王の座にあったのはヘンリー８世（在位１５０９～１５４７年）で、中世に比べればイングランドの王権は著しく強化されていた。

黒死病の流行と「百年戦争」及びそれに続く「バラ戦争」（１４５５～１４８５

年）で、封建諸侯の大半が断絶あるいは衰退を余儀なくされ、生き残りを図るには国王に依存するしかなく、国王への権力集中が進展したのである。

とはいえ、当時のイングランドは総合力においてスペインやフランスに及ばず、両大国を敵にまわさぬよう細心の注意を払う必要があった。ヘンリー8世が兄の急死を受け、兄嫁のスペイン王女キャサリンを王妃に迎えたのはそのためである。

義理の姉との結婚はカトリックで禁止されている近親婚にあたる。そのためヘンリーはローマ教皇ユリウス2世に願い出て、特赦を得たうえでキャサリンを妃《きさき》に迎えた。スペインとの同盟を維持するには、それしかなかったからである。

キャサリンは六度妊娠しながら、無事に出産・成長したのは一女（のちのメアリー1世）のみ。しかし、ヘンリーは男子の後継者に執着した。スペインとの同盟が大事なことは重々承知しているが、男子を欲する気持ちがそれに勝った。

キャサリンに妊娠・出産を期待できなくなると、ヘンリーはかねて愛人関係にあったアン・ブーリンとの結婚を望んだ。キャサリンの侍女を務めていた女性である。カトリックでは離婚が禁止されていたが、教皇が先の結婚を無効と宣告してくれさ

ヘンリー8世を巡る人物相関図

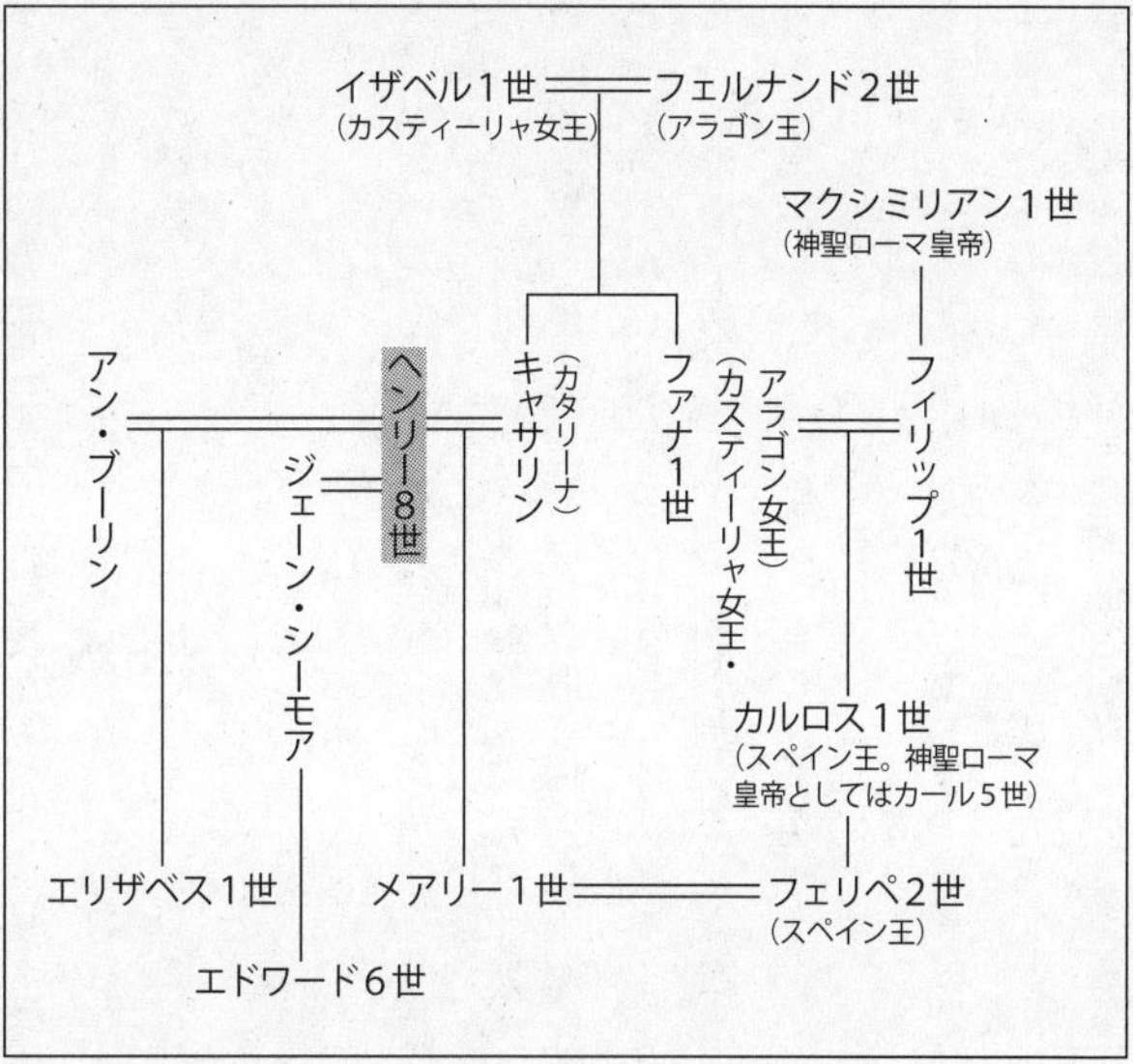

えすれば問題はない。しかし、それはできない相談だった。

なぜならば、ときの教皇クレメンス7世は神聖ローマ皇帝カール5世に逆らえない状況にあり、カール5世はスペイン王カルロス1世でもあり、かつてのスペイン王女、キャサリンの甥にあたっていたのである。これではいくら交渉したところで許可が下りるはずもない。

すでに妊娠していたア

ン・ブーリンの臨月が近づくに及んで、ヘンリーは焦りを募らせた。本妻ではない女性から生まれた子には王位継承権が認められなかったからで、愛妾の立場で出産させては元も子もなくなる。時間切れになる前にできることといえば、独自のルールを定めるしかなかった。

かくしてヘンリーは離婚を合法化する唯一の手段としてカトリックからの独立に踏み切ったのだ。ひとたび歯止めがなくなればもう止まらない。それからは短いサイクルで離婚と再婚をくり返し、取り換えた王妃の数は全部で6人に及んだ。

キャサリンが産んだ一女とアン・ブーリンが産んだ一女（のちのエリザベス1世）、3番目の王妃ジェーン・シーモアが産んだ一男（のちのエドワード6世）。ヘンリーは早世した場合に備え、もう一人男子を欲したが、それは叶わず1547年に生涯の幕を閉じる。

生まれながら虚弱体質であったエドワード6世は結核のため17歳で死去、スペイン王子（のちのフェリペ2世）と結婚したメアリーは一度として妊娠することなく、エリザベス1世は生涯独身を通し、私生児さえもうけなかった。

妊娠・出産を巡る一連の騒動はヘンリーが梅毒を患っていたことと無関係とは思えない。梅毒のため、テューダー朝は終わりを迎えることになった。

ところで、エリザベス1世も29歳のときに天然痘を患っている。命に別状はなかったが、頭髪が抜けたことからかつらを常用した。

顔を白く塗るのは、天然痘の後遺症の痘痕《とうこん》を隠すためといわれもするが、実際は白粉に含まれる鉛のせいで肌が荒れ、それを隠すために白粉を厚く塗るという悪循環に陥っていたからだった。

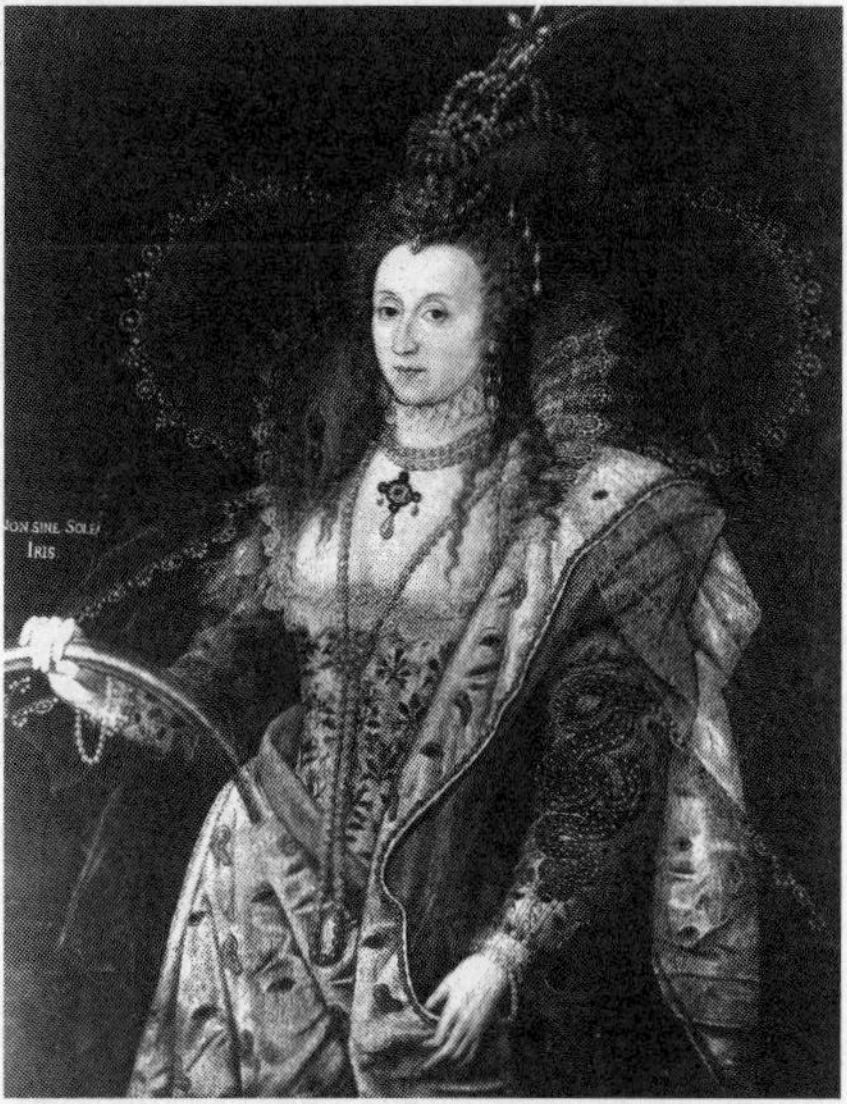

エリザベス1世は天然痘を経験していた
[ullstein bild/ 時事通信フォト]

皇帝ナポレオン、運命の「ロシア遠征」に忍び寄る陰

――1812年・発疹チフス・ロシア――

「破竹の勢い」というが、ナポレオンの進軍はまさにその言葉そのものだった。ロシア遠征で発疹チフスに阻まれるまでは――。

ナポレオン・ボナパルトがフランス皇帝となったのは1804年のこと。もはやナポレオンに対して公然と反抗をする相手は、ヨーロッパでは英国だけとなっていた。裏を返すと、英国さえ屈服させれば全ヨーロッパの制覇が成るわけで、1805年に英本土上陸作戦を実行させたのもそれが狙いだった。

ところが、「トラファルガーの海戦」でフランス側が完敗。海戦に勝機がないのであればと、ナポレオンは大陸封鎖令を発布し、英国を干上がらせる作戦に出た。

しかし、これに困ったのは英国より、むしろ英国との貿易に依存する大陸諸国で、最も強い打撃を被ったのがロシアだった。

さらにロシアは、ナポレオンによるオルデンブルク公国（現在のドイツ北部）併合が大きな脅威だった。オルデンブルク公国はロシアの戦略上の急所に位置していたうえ、皇帝の妹の嫁ぎ先でもあったからだ。かくしてロシア側はナポレオンに対決姿勢をあらわにした。

双方とも大規模な戦争準備を進め、ついにナポレオンが60万人からなる大軍を率いて国境の川を越えたのは1812年6月24日のことだった。ここに運命のロシア遠征が幕を開ける。

主力同士の会戦を得意とするナポレオンだが、ロシア軍の総司令官クトゥーゾフはそれを極力回避してナポレオン軍を深く誘い込む。備蓄食糧とともに住民を避難させ、畑も焼き払っていたから、ナポレオン軍は補給に苦しむこととなった。

8月26日の「ボロディノの戦い」は痛み分けに終わったが、ロシア軍がさらに後退したため、ナポレオン軍は9月14日にモスクワへの入城を果たした。しかし、モスクワ城内はもぬけの殻で、入城翌日には不審火が原因で大火災に見舞われる。こ

ナポレオン軍の進軍・撤退路

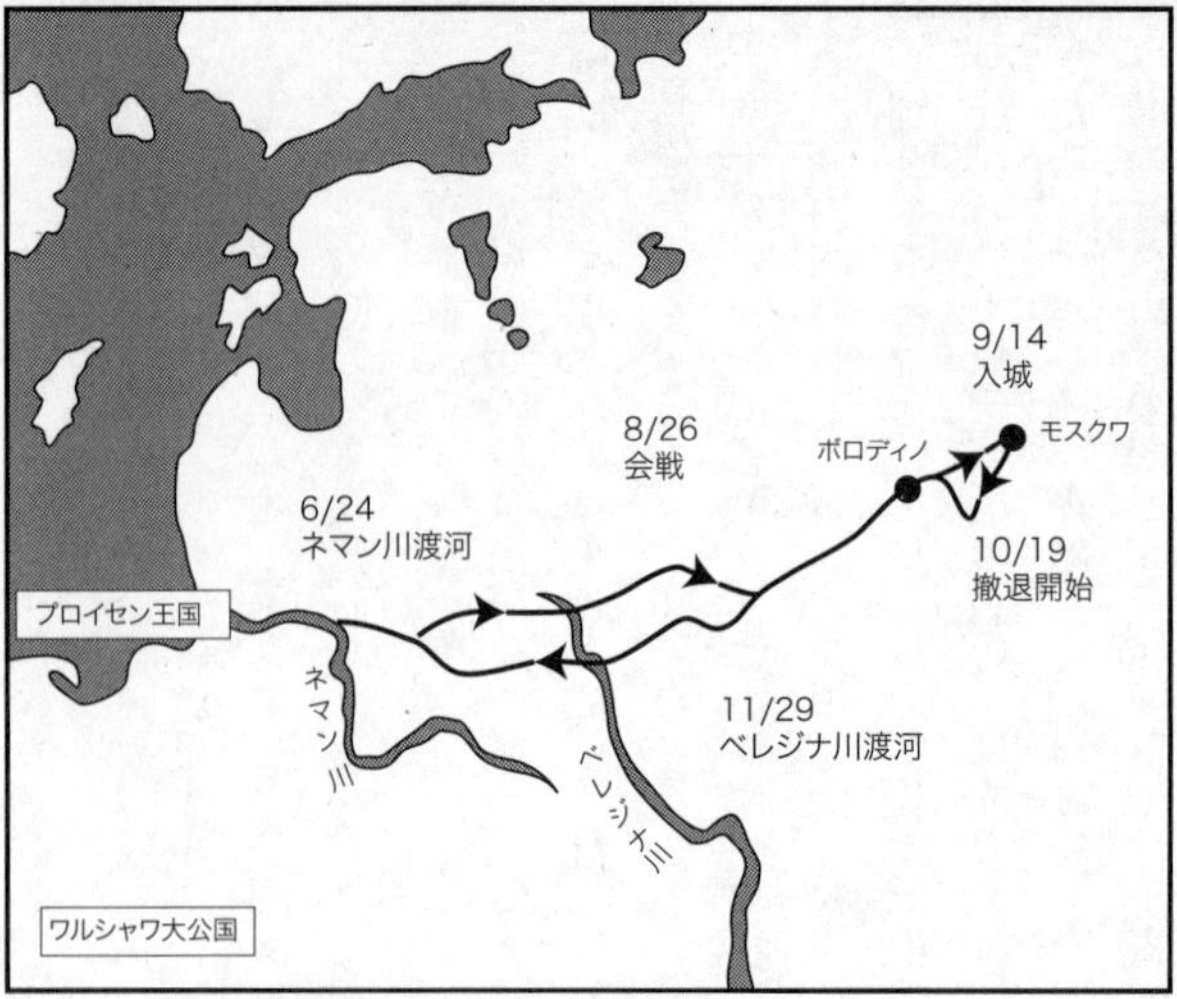

こからナポレオン軍の地獄が始まる。

この年は例年より冬の到来が早く、寒さも厳しかった。10月19日に撤退を始め、11月29日には現在のベラルーシを流れるベレジナ川を渡り切るが、生きて渡河できたのは11万人にすぎなかった。

ナポレオン軍の死者は少なくとも38万人、捕虜となった者も10万人以上に及んだが、実のところ死因の最たるものは戦死や餓死、凍死でもなく、感染症による病死だった。死者の3分の2が何らかの感染症を患い、そのなかで一番多かったのが「発疹チフス」だった。発疹チフスはコロモジラミを媒介とする感染症で、平均11日の潜伏期間を経て高熱と激しい頭痛、四肢痛などの症状が表れ、それから5日前後で淡紅色《たんこうしょく》の小発疹が腹部から全身へと広がる。

不衛生な状態にあったナポレオン軍将兵はコロモジラミにとって格好の餌食。安静にしていれば自然治癒もありうるが、遠征中であればそれもままならない。モスクワ入城後も飢えと寒さから逃れられず、著しく体力が衰えた状況では免疫も回復力もあろうはずがなかった。

それからのナポレオンは急な坂を駆け下りるかのように衰退の一途をたどる。ロシア遠征は彼の人生における最大の転機といってよかった。それはヨーロッパ全体の転機でもあった。

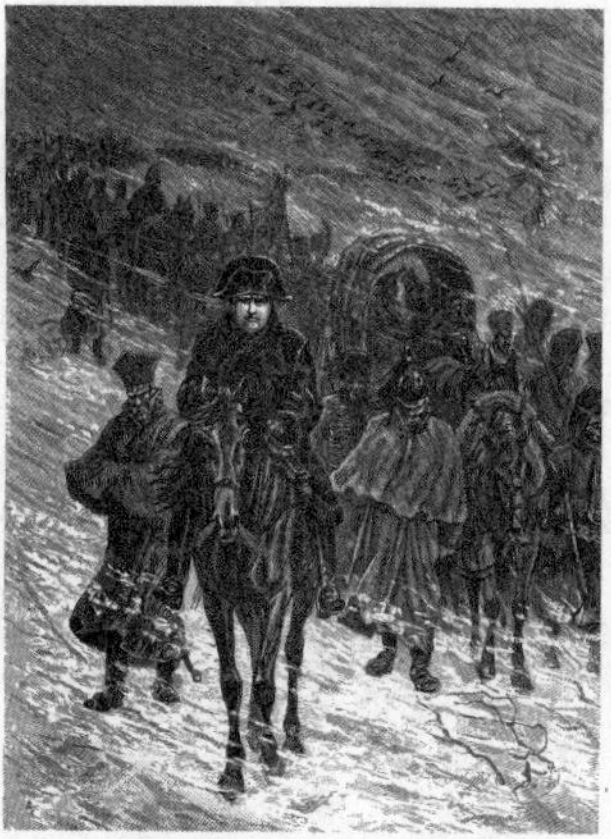
惨憺たる結果に終わったナポレオンのロシア遠征

COLUMN▼手洗いが非常識だった時代のある者の訴え

近代以前、出産後に妊娠前の健康な体に戻ることがないまま命を落とす女性が少なくなかった。

医師や助産師が不潔な手で触れるのがいけないのではないか。そのことに世界で最初に気づき、有効な対策を施したのがハンガリー人医師のイグナス・ゼンメルワイスだった。

オーストリアのウィーン総合病院に勤務するゼンメルワイスがそれを発見したのは1847～49年のこと。いまだ手洗いが非常識な時代であったが、医師や助産師に塩化カルシウム液による手指消毒を徹底させたところ、死亡率が10分の1にまで激減したことから、彼はその有効性を確信した。

しかし、上司で産科部長のヨハン・クラインはゼンメルワイスを毛嫌いでもしていたのか、彼の仮説を認めないばかりか、彼の助教授への昇進をも阻んだ。ウィーンからも追放されたゼンメルワイスはやむなくハンガリーに帰国。ブダペスト大学の産科教授となるのだが、これは彼自身にとっても世の妊婦にとってもかえったよかったことかもしれない。

第4章　「世界の構図」をつくり変えた感染症

3000年以上前の天然痘患者とは

―前1150年頃・天然痘・古代エジプト―

現在では3000年以上前の遺体からも多くの情報を引き出すことができる。骨だけでもよいが、遺体がまるまるミイラの状態で保存されていればなおさらである。

ミイラといえば、古代エジプトが一番の本場。歴代のファラオ（王）はもとより、ペットのミイラまでもが数多く発見されている。身分が高いほど丁寧なミイラ化が施され、ファラオのミイラであれば、死因から生前の健康状態、病歴まで知ることができる。アブシンベル神殿をはじめ数々の巨大建造物を残したラムセス2世は関節炎を患い、ツタンカーメンは虚弱体質で、死因は血液疾患の可能性が高いといった具合に。

明らかに他殺と見られるミイラもあるなか、エジプト史の時代区分で新王国時代の末期、西暦でいえば前１１５０年頃に在位４年で亡くなったラムセス5世の死因は天然痘であることがわかっている。世界史上、天然痘の存在が確認しうる最古の例である。

天然痘はウイルスによる発疹性の急性感染症。世界天然痘根絶計画がＷＨＯ（世界保健機関）の総会で可決されたのは１９５８年のことで、１９７７年を最後に患者は消え去り、１９８０年５月には絶滅宣言が発せられたが、18世紀以前の世界はこの感染症に対して抗う術を知らなかった。

天然痘は接触感染するもので、潜伏期間は7～16日ほど。症状は前駆期と発疹期の二期からなる。前駆期は39度前後の急激な発熱と頭痛、四肢痛、腰痛などで始まり、数日後には発熱が40度以上に達する。

解熱に向かえば安心というわけではなく、それから数日後には発疹期に転じ、紅斑→丘疹《きゅうしん》→水疱《すいほう》→膿疱《のうほう》→結痂《けっか》→落屑《らくせつ》と規則正しく移行する。

この発疹期を乗り越えられれば治癒へと向かうのだが、顔面などに醜い瘢痕《はんこん》が残ることが多く、疱瘡や痘瘡などといった日本での異名は、その瘢痕に由来する。

江戸時代には「美目《みめ》定めの病」（見た目が悪くなる病）と呼ばれ、忌み嫌われたというが、生きていられただけでも幸運だった。近代以前、天然痘は感染力、罹患率、致死率のいずれも高く、死に至る病として恐れられていたからである。

感染症であれば、被害者が1人ということはありえず、ラムセス5世の死因が天然痘であるからには、宮廷の内外に多くの感染者がいたに違いない。栄養補給の点で大きく劣る一般庶民や奴隷の被害が甚大であったことを想像させる。

百や千では足らず、万単位の死者が出た可能性が高い。エジプトは広大な国土を有するとはいえ、都市や町を構えられるのはナイル川沿いか地中海沿岸に限られていたから、そういう場所では人口の密集が避けられず、ひとたび感染症が発生すれば、被害の拡大を抑えるのは至難の業だった。

農業が主で商業は補助的産業にすぎなかった古代においては飢餓に苛まれることはまれで、人々が恐れる対象は外敵の侵入や内乱、及び感染症の発生に限られた。

これら災厄のうち人的被害が最も大きかったのは感染症で、これればかりはどんな知恵を絞ったところで自衛のしようもなかった。

「コロンブスの交換」で世界を巻き込んだ〝あるもの〟

――１４９２年〜・梅毒・スペイン――

コロンブス一行が持ち帰ったものは世界を変えた。

アメリカ大陸原産の作物、ジャガイモやトウモロコシは飢餓からの解放と人口爆発をもたらし、トマトやトウガラシは台所と食卓を変え、ココアやタバコは余暇の楽しみ方を増やすなど、ヨーロッパ人の生活を様変わりさせることとなった。

だが、コロンブスの航海士が持ち帰ったのは作物だけではない。どの作物の普及より早く世界を一周したものがある。あれよという間に広がってしまったそのものの正体は、性感染症の「梅毒」だった。

ここに生じた新作物と梅毒の交換をアメリカの歴史家アルフレッド・クロスビー

は「コロンブスの交換」と命名している。

コロンブスが第一回の航海で訪れたのは西インド諸島のイスパニオラ島。船団員の誰かが現地女性から感染、スペイン本国に持ち帰ったものと考えられる。

梅毒で驚くべきは、何といってもその伝播の速さである。1498年にはヴァスコ・ダ・ガマの船団によりインド南西部の港湾都市カリカット（現在のコジコード）にもたらされ、そこからさらに東へ。1500年頃には広東《かんとん》（現在の広東省広州市）、1510年頃には北京、1512年には西日本、その翌年には東日本にまで波及した。

ときの中国大陸を支配した大明《だいみん》帝国（明王朝）は建国以来の海禁政策を維持していた。海外貿易を朝貢形式のものしか認めず、貿易港も限定していたのである。日本の鎖国に似た体制を取っていたのなら、感染症の拡大も最低限に抑えられそうに思えるが、これには抜け道があった。

違法であるはずの私貿易商の存在がそれで、時と場合によっては海賊に早変わりする彼らは「倭寇《わこう》」と総称された。倭寇は前期と後期に分けられ、前期が西日本の

梅毒の感染経路

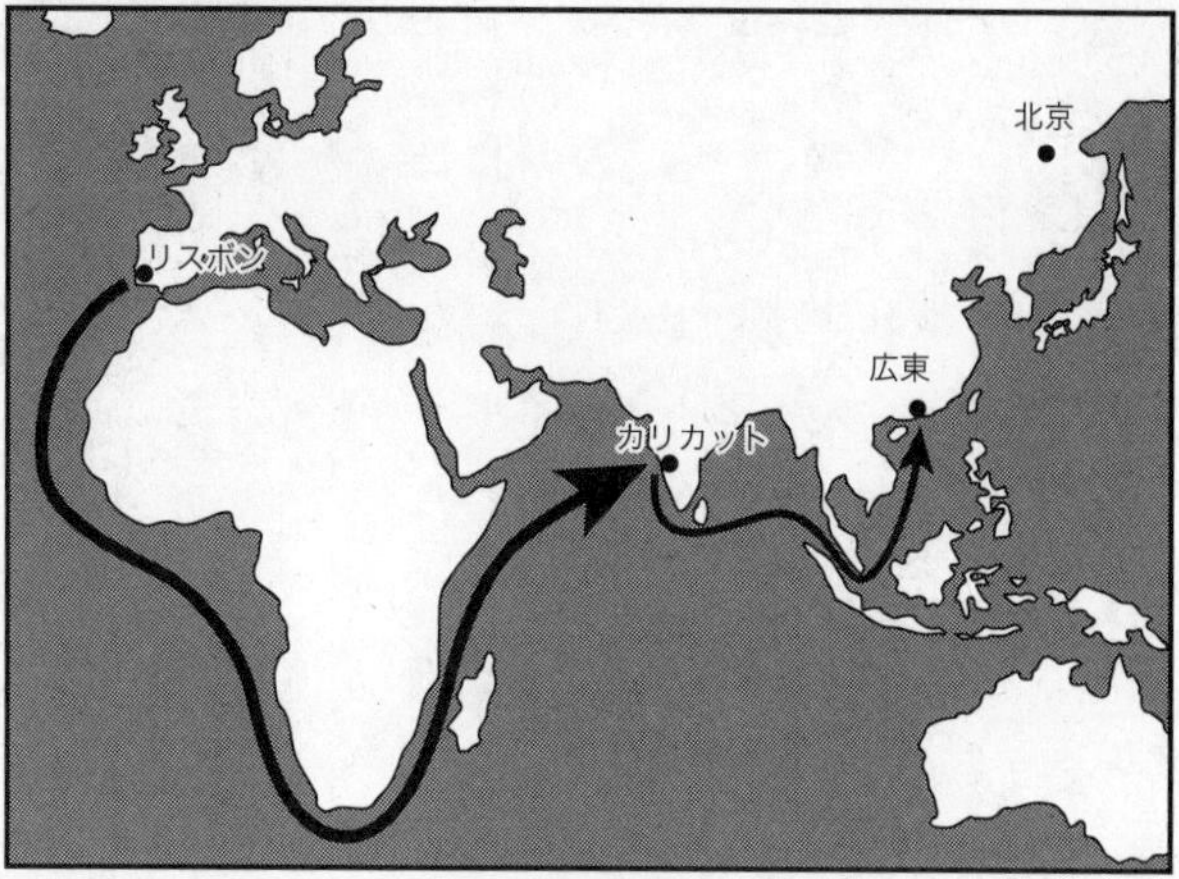

武士からなっていたのに対し、後期倭寇は中国東南部沿岸の商人を中心とする雑多な構成で、なかにはポルトガル人の姿さえあった。日本に梅毒をもたらしたのは彼ら後期倭寇と思われる。

厳密な感染経路を特定できないが、当時の日本で「唐瘡《とうそう》」または「琉《りゅう》球瘡《きゅうそう》」と呼ばれていたことから、中国か沖縄からの伝来と信じられていたことがうかがえる。

当時の日本は室町時代の後期で、それは戦国時代の前期でもあった。戦国時代から安土桃山時代、江戸時代を通じて梅毒はすっかり日本に定着した。これといった治療法も発見されず、発症から15年もすれば命に関わる病気だった。

歴史上の著名人でも梅毒を患っていた例が少なくない。1600年の関ヶ原合戦で石田三成に味方した「大谷吉継」はハンセン病を患っていたとされるが、実は梅毒とする説もある。徳川家康の次男で、1607年に34歳の若さで亡くなった「結城秀康」は明らかにその身を梅毒に侵されていた。

当時の日本やヨーロッパの上流社会も梅毒を恥としなかった。女性遍歴を自慢し合う彼らからすれば梅毒の罹患は名誉の負傷。罹患していない者を見下す向きすらあった。

『痴愚神礼讃《ちぐしんらいさん》』などの著作者のエラスムスは梅毒を「キューピッドの矢」による中毒とし、啓蒙思想家のヴォルテールに至っては梅毒による発疹を「性愛の花環」と謳い上げ、美しい女優が罹患したときには、祝福として一篇の詩を贈呈するありさまだった。相手が人妻であろうが、売春婦であろうが関係ない。金銭の授受があっても問題なし。どんな手段を講じてでも一人でも多くの美女と肌を重ねる。それができる立場にいること自体が自慢の種と見なされていたのである。

人口が「3分の1に」「500人に」「ゼロに」……、先住民を襲った惨劇

――1492年〜・天然痘・アメリカ大陸――

先に触れた「コロンブスの交換」はアメリカ大陸の先住民にとっては不幸でしかなかった。ヨーロッパ人がもたらした未知なる感染症のせいで、人口の激減に見舞われたのだから。

コロンブス一行がキスケヤ（現在のイスパニオラ島）に上陸したのは1492年12月6日のこと。20〜30万人の先住民がいたと推測されるが、12年後の1514年には1万4000人、1548年には500人にまで激減していた。

同島の東に位置するプエルトリコ島でもスペイン人に征服された1508年には60万人いた先住民が20年後にはゼロを記録。

中米大陸のメキシコ中央高原では1519年には推定2500万人いたはずの人口が1665年には107万5000人にまで減少している。

スペイン人の手で殺された先住民の数は多かったに違いないが、それ以上に多くの命を奪ったのは、スペイン人が意図せず持ち込んだ感染症だった。

スペイン人が持ち込んだ感染症は、天然痘や流行性感冒《かんぼう》（インフルエンザ）、麻疹、百日咳《ひやくにちぜき》など非常に多岐にわたったが、最も甚大な被害を及ぼしたのは天然痘だった。

ユカタン半島ではアステカ王国がヘルナン・コルテス率いるわずか数百人のスペイン人によって滅ぼされた。数万人の兵を動員できるはずのアステカがあっけなく終わったのは、天然痘の流行により国力が著しく衰えていたからだった。

その後も感染症は先住民を襲い、メキシコ中央高原では1545年から4年間の大流行で住民の3分の1が死亡。

ユカタン半島でも1648年から3年間、天然痘と黄熱病の大流行に飢饉が重なったせいで人口の半数を喪失した。

中米大陸よりは少し遅れ、南米大陸のアンデスもスペイン人と感染症の災禍を被っていた。

大航海時代初期の中南米カリブ地域

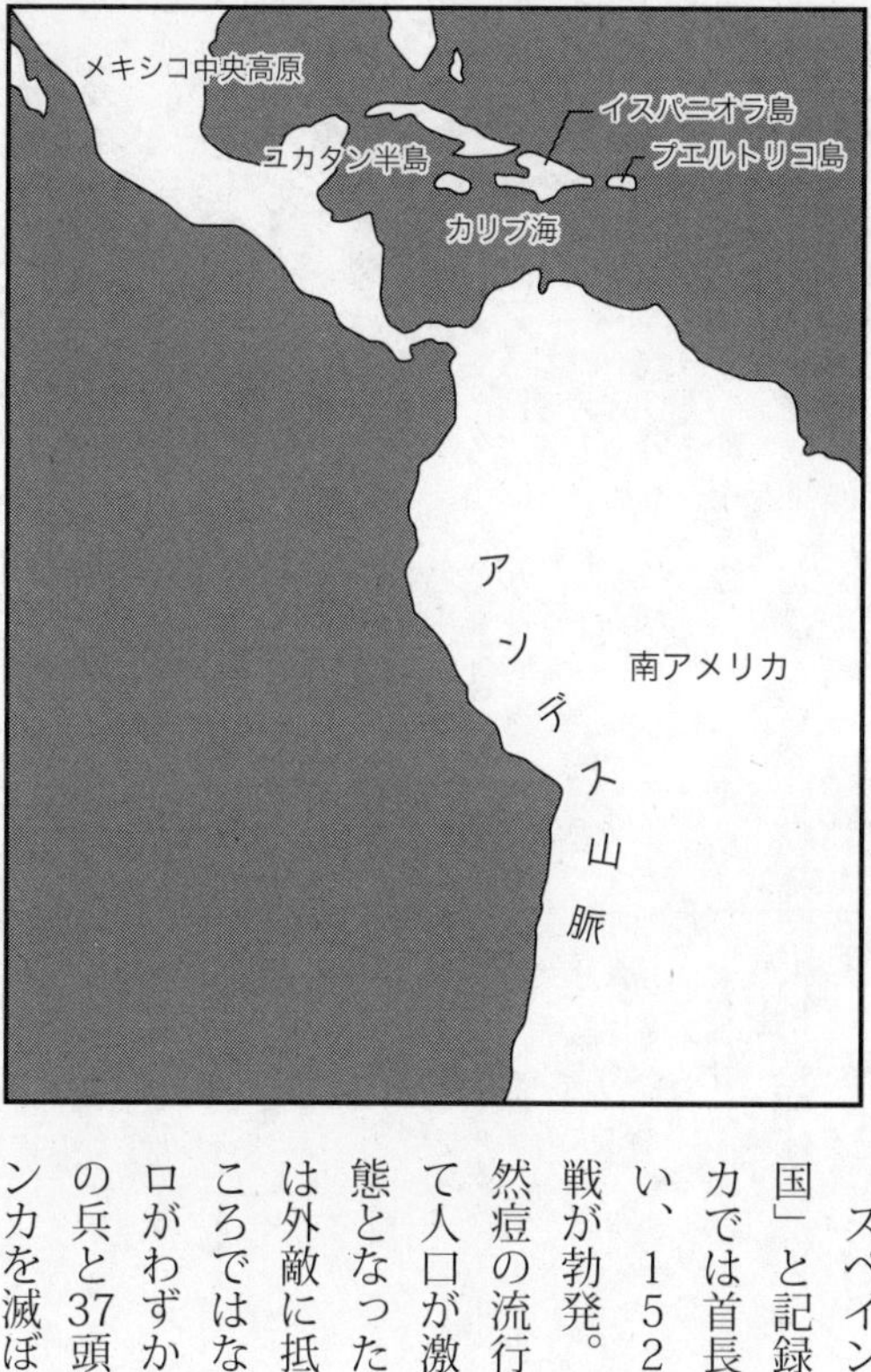

スペイン人が「帝国」と記録したインカでは首長の死に伴い、1525年に内戦が勃発。これに天然痘の流行が重なって人口が激減する事態となった。これでは外敵に抵抗するどころではなく、ピサロがわずか185人の兵と37頭の馬でインカを滅ぼすことが

できたのも納得である。

その後も感染症の流行はたびたび起こり、見る見る人が死んでいく。ピサロによる征服前には1000万人以上いたと推測されるアンデス地域の先住民は、1570年代には130万人、1630年代には6万人にまで減少した。

コロンブスが第一次の航海から帰還して間もなく、ローマ教皇アレクサンデル6世の仲立ちのもと、スペインとポルトガル間で世界分割についての話し合いがもたれ、1494年6月7日にはトルデシリャス条約を締結。西アフリカのベルデ岬諸島の西約1850キロメートルの子午線が境界となり、中南米では現在のブラジルのみがポルトガルの取り分とされた。

スペインによる教皇の利用はこれにとどまらず、1508年には教皇ユリウスから大勅書を引き出し、征服地における教会管轄権を獲得。先住民に福音を伝え、文明の光をもたらすという大義名分のもと、征服活動が正当化されたのだった。

「友好の証」と称して先住民に贈ったものとは

──18世紀・天然痘・北米大陸──

15世紀から17世紀に及んだ大航海時代。スペイン人の足跡は北米大陸にも及び、訪れる先々に感染症を広めていった。そのせいでマサチューセッツ湾沿岸部は人口が希薄となり全滅した集落もあった。

無人となってから3年後の1620年12月26日、同地に接岸した船の名を「メイフラワー号」という。上陸した102人はのちにピルグリム・ファーザーズ（巡礼の始祖たち）と呼ばれ、アメリカの歴史に名を残すことになる。

「神が感染症を遣わして、われらの行く手を清掃し給うた」

ピルグリム・ファーザーズはこういって、武力の行使も物々交換をすることもなく土地を入手できたことに感謝の祈りを捧げた。これに味を占めたか、のちに植民者たちは感染症を人為的に利用することを思いつく。

イングランドがスコットランドとの同君連合から合同へと転じ、国名を「グレート・ブリテン連合王国」と改めたのは1707年のこと。以降、英国と表記する。

17世紀末以来、英国は海外植民地で何度もフランスと戦火を交える。中世の百年戦争に倣い、第二次百年戦争と呼ばれるそれは北米大陸を主戦場とした。

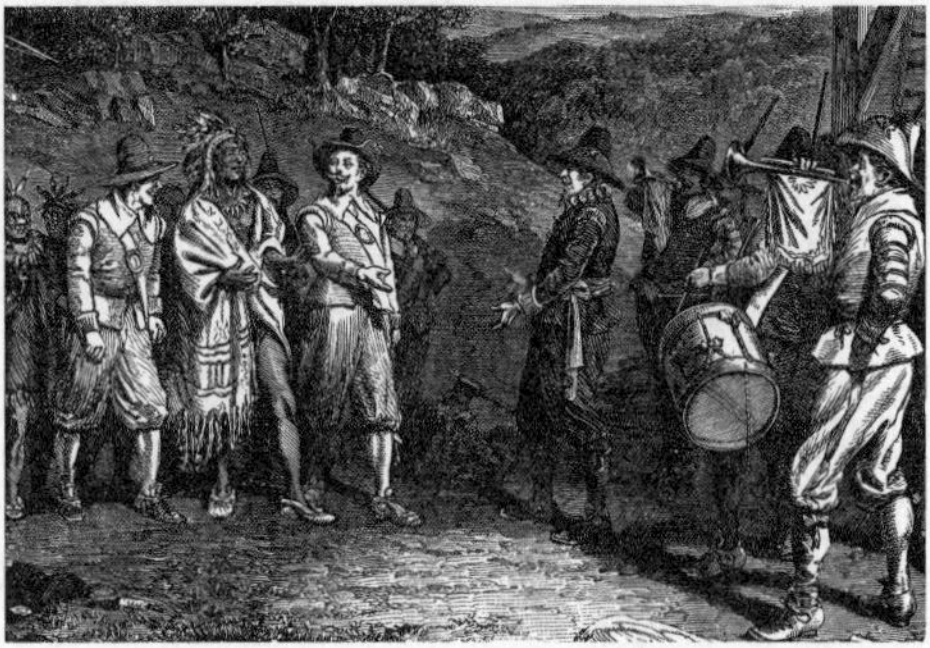
ピルグリム・ファーザーズが北米大陸に上陸

そのなかでも「フレンチ・アンド・インディアン戦争」（1754〜63年）と呼ばれる戦いは五大湖周辺を舞台とし、ヴァージニア植民地軍はフランスと同盟を結んだ先住民のチェロキー族に対して策を弄した。友好を装い、天然痘患者が身にまとっていた毛布を贈ったのである。効果のほどは、チェロキー族の戦士は戦う前から次々に倒れ、大事なときに戦力となりえなかった。これが決定打とまではいえないまでも、英国側の勝因のひとつであったことは間違いなく、これは世界史上で最初の生物兵器の使用例だったかもしれない。

だが、感染症は諸刃の剣で、自分たちに牙を向けないとも限らなかった。1775年に始まるアメリカ独立戦争に際し、アメリカ軍は現在のカナダ領内にも侵攻。カナダ全域を併合しかねない勢いを示していた。

ところが、セントローレンス川の北岸に位置するケベックを目の前にして、アメリカ軍内で天然痘が大流行を始めた。

日に日に感染者が増える状況下、アメリカ軍は撤退を決めた。すでに指揮官のジョン・トーマス少将が天然痘で亡くなっており、士気は著しく低下。増援の有無に関係なく、いつ撤退してもおかしくない状況だった。

もし天然痘の流行がなければ、カナダがアメリカに併合されていた可能性があるだけに、このときの流行は歴史の大きな転換点といえた。

絶滅の危機にあったアボリジニ、マオリの今

―19世紀～・インフルエンザなど・オセアニア―

ヨーロッパ人がもたらした感染症により先住民の人口が激減したのはアメリカ大陸だけでなく、オセアニアや太平洋の島々も被害を免れなかった。エアーズロック（ウルル）で知られる「アボリジニ」や、ラグビーの王者、ニュージーランドのオールブラックスが試合前に行う民族舞踊「ハカ」で世界中に知られる「マオリ」も絶滅の危機にあった。

ヨーロッパ人によるオーストラリアへの入植が開始された１７８８年時点で先住民であるアボリジニの人口は50万から１００万人ほどで、彼らは狩猟と採集に依存

オセアニア地域図

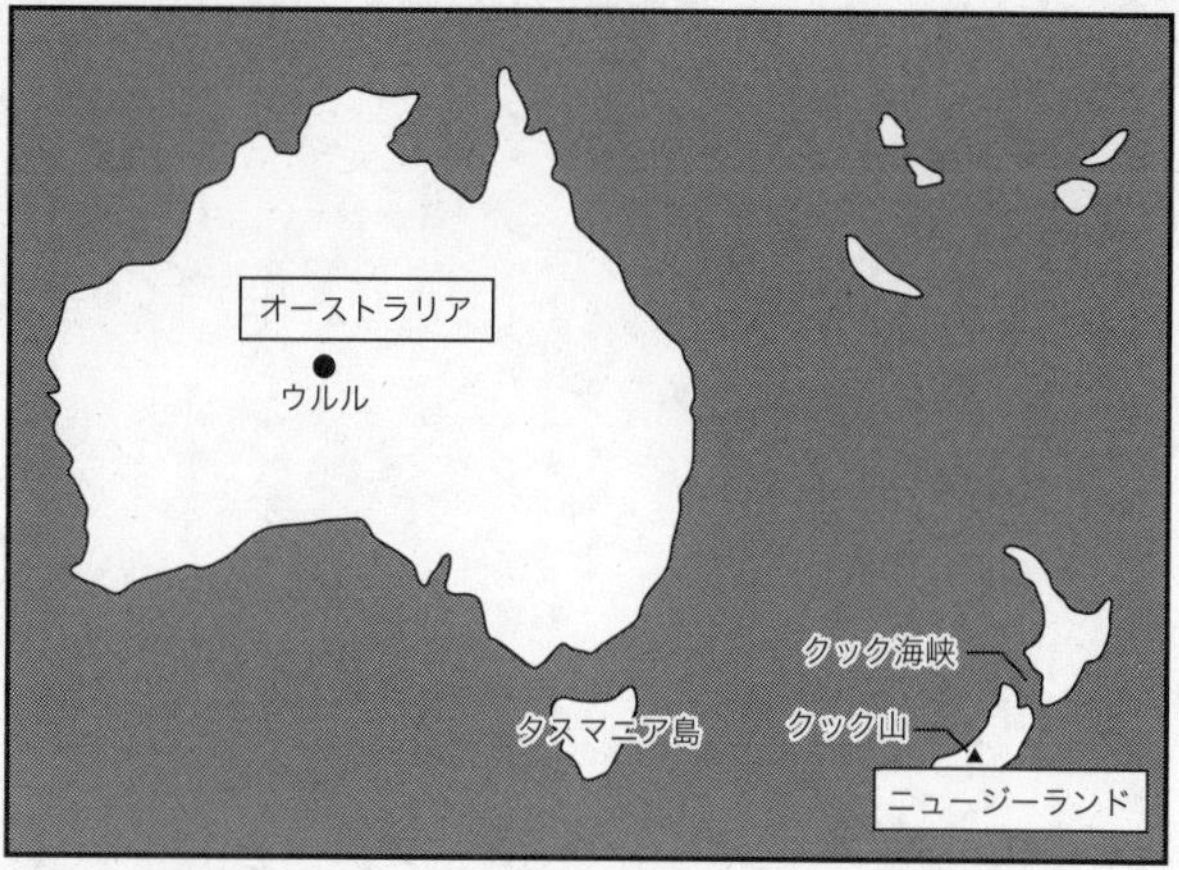

していた。

そこへ麻疹やインフルエンザ、流行性耳下腺炎《じかせんえん》、百日咳、結核など未知なる感染症がもたらされ、タスマニア島の先住民は1876年に死に絶え、オーストラリア南東部では先住民の人口が10分の1にまで激減。19世紀末には「死にゆく人種」と呼ばれることとなった。

1920年代には7万人にまで減少した人口が1996年には35万人にまで回復。権利の回復を求める声も高まり、1967年にはオーストラリア国民として認められた。アボリジニの聖地ウルルが2019年10月26日から登山禁止となったのもその流れである。

ところ変わって、オーストラリアの南東に位置し、南北二つの島からなるニュージーランドに先住民のマオリがいる。二度にわたる大反乱と天然痘に類似した病気や梅毒、インフルエンザ、麻疹などの感染症が重なり、英国に植民地化された1840年には8万人いた人口が、1891年には4万2000人にまで減少。1918年のインフルエンザでも7000人の死者を出し、**「棺を準備するのが間に合わない」**と嘆かれるほどだった。

また、オーストラリアとニュージーランドの歴史を語るうえで欠かせない人物がいる。キャプテン・クックの愛称でも知られる英国の探検家「ジェイムズ・クック」がそれで、彼の3回を数える太平洋探検が入植と植民地化への直接のきっかけとなったことは疑いなく、クック海峡やクック諸島、クック山、クックタウンなど、彼の名を冠した地名がオセアニアに多くあるのも同じ理由による。クックの探検はハワイ諸島にも及び、最期の地はハワイ島のケアラケクア湾岸だった。

ハワイ諸島全体の人口は、１７７９年には20万から25万人いたと推測されるが、１８２０年には13万５０００人、１８９０年には4万人にまで減少しており、これも感染症が原因だった。他の感染ルートが考えられないことから、ヨーロッパ人によってもたらされたと見るしかない。

アボリジニとマオリ、ハワイ諸島の先住民はいずれも東南アジアに起源をもつ。アボリジニは1万年以上前の最終氷期にオーストラリアまで渡ってきたらしく、ディンゴという哺乳類はそのとき連れてきたものが野生化したのではないかといわれている。マオリとハワイの先住民はいったんポリネシアに定住した人々の子孫が再移動したとみられる。

かつては最終氷期で陸続きだったとはいえ、カヌーや筏のような船で太平洋を渡っていたのだ。ジェイムズ・クックよりも冒険心に溢れていたのではあるまいか。しかし、オーストラリア、ニュージーランド、ハワイ諸島に至ってからはみなそれぞれの地に安住した。アジアやヨーロッパに比べれば無菌に近い状態に置かれたわけで、その肉体は未知なるウイルスにとって格好の餌食となるのだった。

アフリカの植民地化で開かれたパンドラの箱

―アフリカ睡眠病・アフリカ―

睡眠障害といえば、現在の日本では「ナルコレプシー（居眠り病）」や「睡眠時無呼吸症候群」が珍しくない。前者は鬱症状のひとつで過度のストレス、後者は肥満による気道の圧迫に起因する。

ところが、睡眠障害のなかにはストレスや肥満とは無関係なものもある。感染症の「アフリカ睡眠病」（トリパノソーマ症）がそれである。

アフリカ睡眠病はアフリカの熱帯地方の風土病で、昆虫の「ツェツェバエ」を媒介とする。ツェツェバエが病原体を持つ寄生虫を運んでいるためである。

ツェツェバエに刺されると、その部分が赤く腫れ上がり、風邪の症状とよく似た倦怠感や発熱に見舞われる。ウイルスが全身にまわり、脳に達すると脳膜炎や頭痛を引き起こし睡眠障害につながる。「眠り病」と呼ばれるのは夜間に眠れず、日中に居眠りを繰り返すことによっている。

何の治療も施さずに放置しておくと、痙攣や歩行困難が起きることもあれば、いきなり昏睡状態に陥ることもあり、意識を失えば数カ月から数年先にはほぼ１００パーセントの確率で死に至る。地域が限られるとはいえ、非常に恐ろしい感染症である。

このアフリカ睡眠病が広く知られるようになったのは、西欧列強による本格的なアフリカ進出がきっかけで、それは感染拡大のきっかけでもあった。

アフリカの本格的な植民地化が開始されると、それまで手付かずだった内陸部にも開発の手が伸び始めるが、それは蜂の巣をつつくに等しい行為でもあった。非常にローカルな存在であったアフリカ睡眠病の感染範囲を一気に広げることにもなったのだから。

けれども、列強の人間にとって、未知なる感染症は障害どころか、都合のよいものでもあった。帝国主義的な侵略を「文明の伝道」や「文化的使命」と言い換えることで正当化しようとした彼らからすれば、感染症の克服は大義名分を際立たせる行為になったからである。

感染症の対策として列強では「熱帯医学」という分野が生まれ、予防や治療、環境衛生などに関する研究に十分な資金もまわされた。

とはいえ、アフリカ睡眠病はなかなかの難物で、いまだにワクチンの開発には至っておらず、予防策は「ツェツェバエに刺されないようにする」しかない。

ツェツェバエが日中潜伏している茂みに立ち入らないことはもちろん、明るい色や極めて濃い色の服を避けるのも有効とされている。

ちなみにサバンナに生息するシマウマで、ツェツェバエの体内からシマウマ由来の血液がほとんど見つかっていないことから、ツェツェバエには縞模様への着地を避ける性質があり、シマウマが全身縞模様に進化したのは、アフリカ睡眠病の感染を避けるためだったのではないかともいわれている。

細菌学者・野口英世と黄熱病の戦い

――1928年・黄熱病・アフリカ――

熱帯医学の対象はアフリカ睡眠病に限らず、マラリアやデング熱、黄熱病なども含まれる。黄熱病を発症すると、血液が混じった黒色の嘔吐を起こすことから「黒《こく》吐病《とびょう》」とも呼ばれる。

黄熱病とデング熱は中南米とアフリカの熱帯地域に生息する「ネッタイシマカ」という蚊を媒介とし、一度感染すると一生免疫を得られるが、特効薬がないために死亡率は非常に高い。

黄熱病の場合、「ヒトスジシマカ」も要注意で、病原体を持つ蚊に刺されて3～6日後には高熱を発する。それと同時に激しい頭痛や腰痛、筋肉痛、胃腸出血などが始まり、それで回復に向かわなければ、尿毒症や肝障害が生じて死に至る。

黄熱病の治療薬はいまだ開発に至らず、蚊の発生を防ぐのが最善の対策とされていたが、かつてこの感染症に挑み殉職した日本人がいた。幼少時の火傷で左手の指が不自由、アメリカへの渡航費用を一晩で使い果たしたなど、何かとエピソードが多い野口英世がそれである。

研究室に閉じこもることなく、エクアドルやメキシコ、ペルーなど、野口は躊躇なく現場に出向く、動く研究者だった。周囲が止めるのも聞かず、黄熱病が猛威を振るう西アフリカの英領ゴールドコースト（現在のガーナ）に出向いたのも、ナイジェリアのラゴスに派遣されていた同僚が黄熱病で命を落としたと知ったからだ。

野口が黄熱病の研究を本格的に始めたのは１９１８年のことで、南米エクアドルでの現地調査をきっかけとする。多忙な合間を縫って、病原体に関する論文を複数発表するなど非常に意欲的ではあったのだが、当時の顕微鏡では細菌よりはるかに微小なウイルスを発見するのは不可能なことだった。

そんな悪条件をものともせず弔い合戦を挑んだ野口だが、彼もまた黄熱病にかかり、１９２８年、研究中に死去する。発症から10日後に現在のガーナの首都アクラで亡くなった。

野口英世の死後、電子顕微鏡が登場し医学は発展。1937年、ハーバード大学のマックス・タイラーが黄熱病のワクチンを開発した。彼のワクチンでアフリカや南米で黄熱病の被害は大幅に減少したのだった。

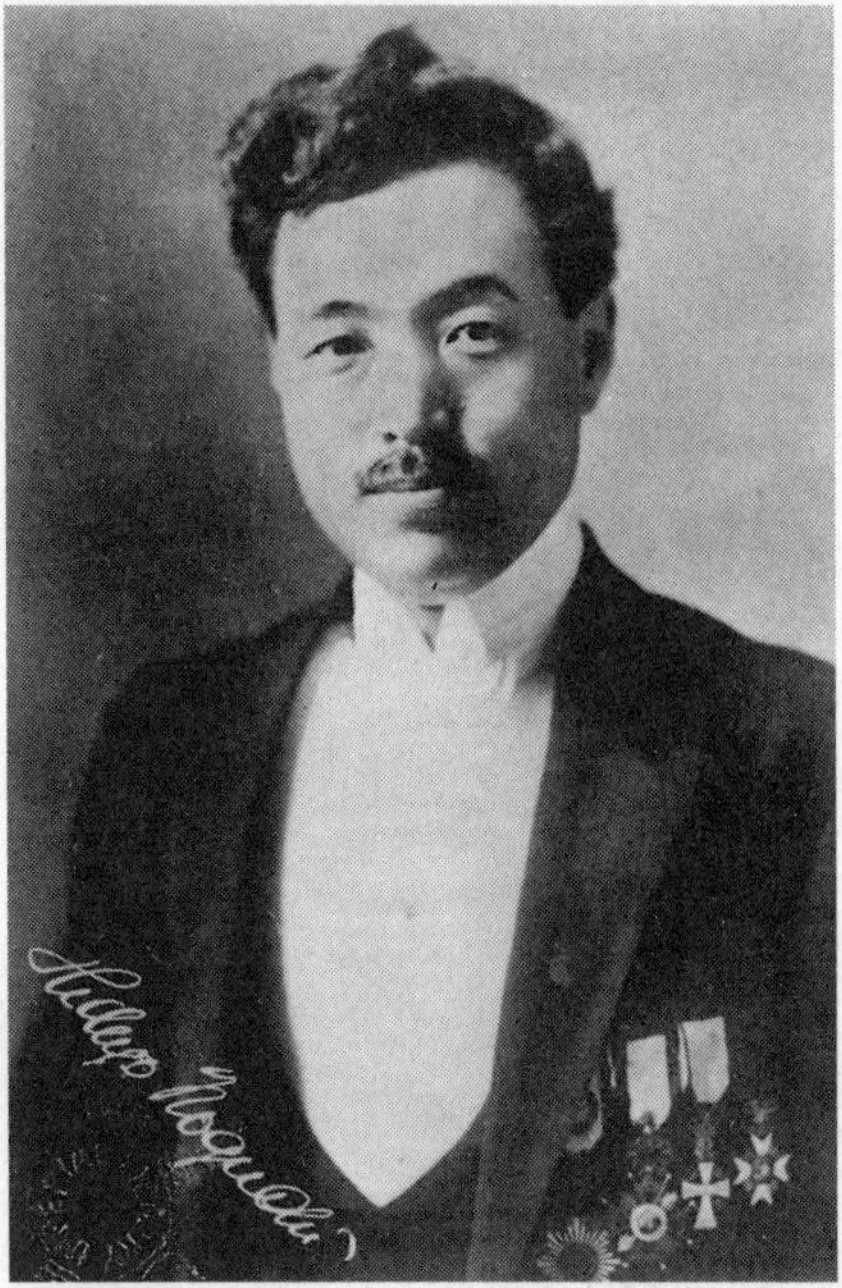

黄熱病のためアフリカで客死した野口英世

COLUMN▼都市封鎖・自粛で生まれた大発明

アイザック・ニュートンが「万有引力の法則」を発見したのはまだ20代前半のことだった。

この発見が生まれたのはリンゴが木から落ちるのを見てなぜ真下に落ちたのかを疑問に抱いたのがきっかけ、というのが有名な逸話である。

その場所は彼の故郷、東イングランドにある田舎町ウールスソープだった。

ニュートンは、19歳のときにケンブリッジ大学のトリニティ・カレッジに入学。出だしこそよくなかったが、学びのコツを身に付けてからは他の追随を許さない成長を見せ3年余りで卒業。

その後は同大学で数学を教えることになっていたが、折あしくペストの流行により大学が一時閉鎖されたので、ニュートンはウールスソープに戻り、静かに研究生活を送る。そのなかで大発見に至ったのである。

この1年あまりにほかにも数々の発見をして「驚異の年」といわれる。ペストの流行がなければ、発見はもっと遅れていたかもしれない。

第5章　「日本」のその後を決めた感染症

民の半分が死亡した疫病に崇神天皇は何をしたか

――3世紀末?・疫病・日本――

日本史上で最古の感染症の記録があるのは、十代目の天皇にあたる崇神《すじん》天皇の時代のことだった。『日本書紀』には「**国内に疫病多く、民の死亡するもの、半ば以上に及ぶほどだった**」と記されている。

具体的な症状についての記述に欠けるため、この疫病がどの感染症にあたるかは不明だが、人口の半分以上が病死となれば、非常に深刻な事態であったことは間違いない。

翌年になっても終息しなかったことから、崇神天皇は皇祖神《こうそしん》である天照大神《あまてらすおおかみ》と土地神の倭大国魂神《やまとのおおくにたまのかみ》を御殿の内で祀ったが、一向に効果がない。

翌々年に神々を招いた占いを挙行したところ、皇女の一人に大物主神《おおものぬしのかみ》が憑依。自分を敬い、祀れば平らかになると告げた。

そこで祭祀を行ってみたが、効果が見られないため、今度は夢占いを試みる。すると降された神託は、わが子の大田田根子《おおたたねこ》に祭祀を主催させろというもので、同じく夢占いで大田田根子の居場所を突き止め、召し寄せて大物主神だけでなく、倭大国魂や他の八十万の群神をも祀らせたところ、ようやく疫病が収まった。

『日本書紀』には以上に続いて崇神天皇９年４月、夢のお告げに従い、赤色の盾八枚と赤色の矛八枚で墨坂《すみさか》の神、黒色の盾八枚と黒色の矛八枚で大坂の神を祀ったことが記されている。

６世紀以前の天皇は実在が疑われる人物ばかりだから、以上の記述も神話にすぎないとする見方もあろうが、神話のすべてが虚構や創作とは限らず、何らかの史実をとどめる可能性も否定できまい。ヨーロッパでのペストの流行に照らしてみれば、パンデミックの発生の際に神にすがったこと、終息を記念（または、祈念）して神社を創建したことは十分にありえた。

崇神天皇が実在の人物をモデルとしているなら、パンデミックが起きたのは3世紀末か4世紀のこと。政権があったとしても、直接統治は現在の奈良県北部から大阪府の一部に限られ、他は間接統治で点と線ならぬ点と点の支配だった。

奈良県北部一帯というと神霊が鎮座する山として最も尊ばれていた三輪山がある。三輪山は現在の桜井市三輪にそびえる、とにかく形状の美しい山で、4世紀後半にさかのぼる祭器が出土しており、山中には神の依《よ》り代《しろ》である磐座《いわくら》の痕跡がいくつも見られる。そこに鎮座するのが大物主神である。

統治において、大物主神の祭祀を抜きにして人心を得ることは不可能だった。疫病の原因を大物主神の祟りとし、その子に祭祀を主催させるという神話は、天皇家の祖先が勢力を拡大・浸透させていく過程を説明するうえで欠かせない要素だったのではあるまいか。

「政」の字が「まつりごと」と読まれることからもうかがえるように、古くは政治と祭祀は不可分の関係にあり、支配領域を拡大させていくためには、各地の有力な祭祀を取り込んでいく必要があったからだ。

それでは墨坂の神と大坂の神を祀った話は疫病とどう関係するのかといえば、前者がのちのヤマト政権の中枢に通じる東の出入り口、後者が西の出入り口に位置することから考えるに、疫病をはじめ、あらゆる災厄の侵入阻止を期待したのだろう。日本神話において赤色は聖性、黒色は暴力的な性格を認められながら、ともに魔除けに適した色とされていたことからもそうかがえる。

現在の奈良県に奈良県宇陀市榛原萩原には墨坂神社、香芝市穴虫には大坂山口神社、同市の逢坂には逢坂山口神社がそれぞれ鎮座しており、創建年代の古さからして、これらが『日本書紀』にある墨坂の神と大坂の神に該当する可能性が高い。

パンデミックを祭祀で終息させた話を迷信だの非科学的などと侮るなかれ。古代においては呪術もまた科学の一部で、一般庶民も為政者もいたって真剣。切実な思いで祭祀の効果に期待を寄せていたのだから。

蘇我氏と物部氏、対立構造の背景にあるものとは

――6世紀・天然痘・日本――

日本の仏教は感染症と縁が深く、その歴史は「仏教公伝《ぶっきょうこうでん》」にさかのぼる。

日本への仏教公伝は百済《くだら》から行われたが、その年については二つの説がある。『日本書紀』では552年としているのに対し、日本最古の寺院のひとつ、元興寺《がんこうじ》の由緒を記した『元興寺伽藍縁起《がらんえんぎ》并《ならびに》流記資財帳《るきしざいちょう》』と厩戸皇子（聖徳太子）の伝記には538年とあるのだ。

どちらが正しいにせよ、一方の当事者が百済の聖王（在位523～554年）であることに違いなく、聖王がその挙に出た背後には、当時の百済の置かれた苦境が関係した。

聖王にしてみれば、北の高句麗《こうくり》と東の新羅《しらぎ》との両面作戦はさすがにつらい。そこで着目したのが日本のヤマト政権で、援軍の派遣を請うには従来の細いつながりを本格的な同盟に切り替える必要があるとの判断から、仏像と仏具・仏典を贈呈することにしたのだろう。

一方のヤマト政権側では、『日本書紀』によると仏教の伝来に二大巨頭の見解が割れていた。蘇我稲目《いなめ》が、**「西の諸国はみな仏教を礼拝しています。わが国だけどうして礼拝しないでいられましょう」**と主張したのに対し、物部尾輿《もののべのおこし》は**「蕃神《あだしくにのかみ》を拝めば、国つ神の怒りを受けるでしょう」**と唱えて反対した。

ここでいう「蕃神」は異国の神、「国つ神」は、天上界である高天原に現れた神々が「天つ神」と呼ばれたのに対して、地上で生まれた神々を指していた。

双方の言い分を聞いた欽明《きんめい》天皇は蘇我稲目に対し、個人的に礼拝することを許した。

しかし、その数年後、国内で感染症の流行が生じ、若死にする者が多く出ると、物部尾興は仏教を受け入れたせいと言い立て、天皇の認可を得たうえとはいえ、仏像を投棄し、寺を焼き払うという暴挙に出た。『日本書紀』にはこれに続き、**「雲も風もないのに、にわかに宮の大殿に火災が起きた」**と記されている。

その後、稲目の子の馬子《うまこ》が仏教の再興に尽力。感染症の発生が断続的に続くなか、「崇仏派の蘇我氏」と「排仏派の物部氏」という図式がより鮮明となり、両者の争いは587年の物部本宗家の滅亡まで継続された。


仏教公伝の時期に流行した感染症がどの病気にあたるかは定かでないが、『日本書紀』では「瘡《かさ》」の字が使われる。瘡を病む者が**「からだが焼かれ、打たれ砕かれるように苦しい」**と泣き叫びながら死んでいったとあるから、現在でいう天然痘と見て間違いあるまい。

一連の感染症の流行が奇妙なほどに時期が重なってしまったため、仏教の伝来に致命的な打撃を与えてもおかしくなかった。

けれども、現実はそうならず、仏教は猛烈な逆風を跳ねのけ、日本に定着した。その理由については、外交上の必要に迫られることに加え、土着の習慣と共通項が多かったから、あるいは従来の祖霊信仰と置き換えられたからなどと説明されることもある。

ただし、百済の仏教がインドで誕生したものとはかなり違うように、日本仏教も時代の変遷とともに変化を繰り返す。飛鳥時代の仏教がどのように受け取られていたかは、推古天皇の2年（594年）に発せられた詔の一節からうかがうことができる。

「多くの臣・連たちは、君や親の恩に報いるために、きそって仏舎を造った」

ここから見えてくるのは、従来の祖霊信仰の再編である。日本仏教は天皇および父母・祖先に対する報恩・追善を第一の目的として支配者層に受容されたのが始まりということ。

従来の祖霊信仰が何らかの理由で廃れつつある状況下、それの再編と強化を兼ねる手段として仏教は都合がよく、感染症の流行も仏教にとって不利どころか有利に働いたと見るべきかもしれない。

「国名の変更」「奈良の大仏」……、原因不明の病がもたらしたもの

―737年・天然痘・日本―

ときは聖武天皇（在位724～749年）の御代のこと。天平9年、西暦737年には都が感染症の直撃を受ける事態となった。

聖武天皇の母は藤原不比等の娘で、不比等は藤原鎌足（中臣鎌足）の後継者である。鎌足の権勢は不比等へ、さらには不比等の4人の男子へと受け継がれた。上から「武智麻呂《むちまろ》」「房前《ふささき》」「宇合《うまかい》」「麻呂《まろ》」の兄弟はみなやすやすと、最上級の官僚である公卿の身分となっていた。藤原氏の世が到来したのだ。

しかし、そう思われたのも束の間、737年4月17日の房前に始まり、7月13日には麻呂、同月25日には武智麻呂、8月5日には宇合と、不比等の四子が相次ぎ同

じ感染症で世を去ってしまった。
この年だけで公卿の半数以上の命を奪った感染症は「豌豆瘡《わんずかさ》（俗に裳瘡《もかさ》）」の名で記されている。これもまた天然痘である。

この天然痘の流行に対して朝廷は「治療法」「食べ物などを詳述した指令書の発布」などに加え、「国名表記を大倭国から大養徳国《やまとのくに》へ変更」「大赦《たいしゃ》」などを実施した。国名表記の変更は一種のゲン担ぎ、大赦・恩赦は国家的な慶事に際して実施されると思われがちだが、古代には病の平癒を期待して行われることもあった。そして、亡き「長屋王《ながやのおおきみ》」の遺児たちへの叙位も実施していた。

最後の叙位はなぜ実施されたのか。

この長屋王とは天武《てんむ》天皇の孫で、政権を主導する立場にあった人物。藤原四兄弟にとって目の上のたんこぶといってよい存在であったが、729年2月12日、「**ひそかに左道を学び、国家を傾けようとした**」として、妻の阿倍内親王と三人の男子、別の夫人との間に生まれた桑田王《くわたのみこ》に毒を飲ませたうえで絞殺したのち、当人も毒を仰いで自殺。この事件は「長屋王の変」と呼ばれる。

737年の天然痘流行関連図

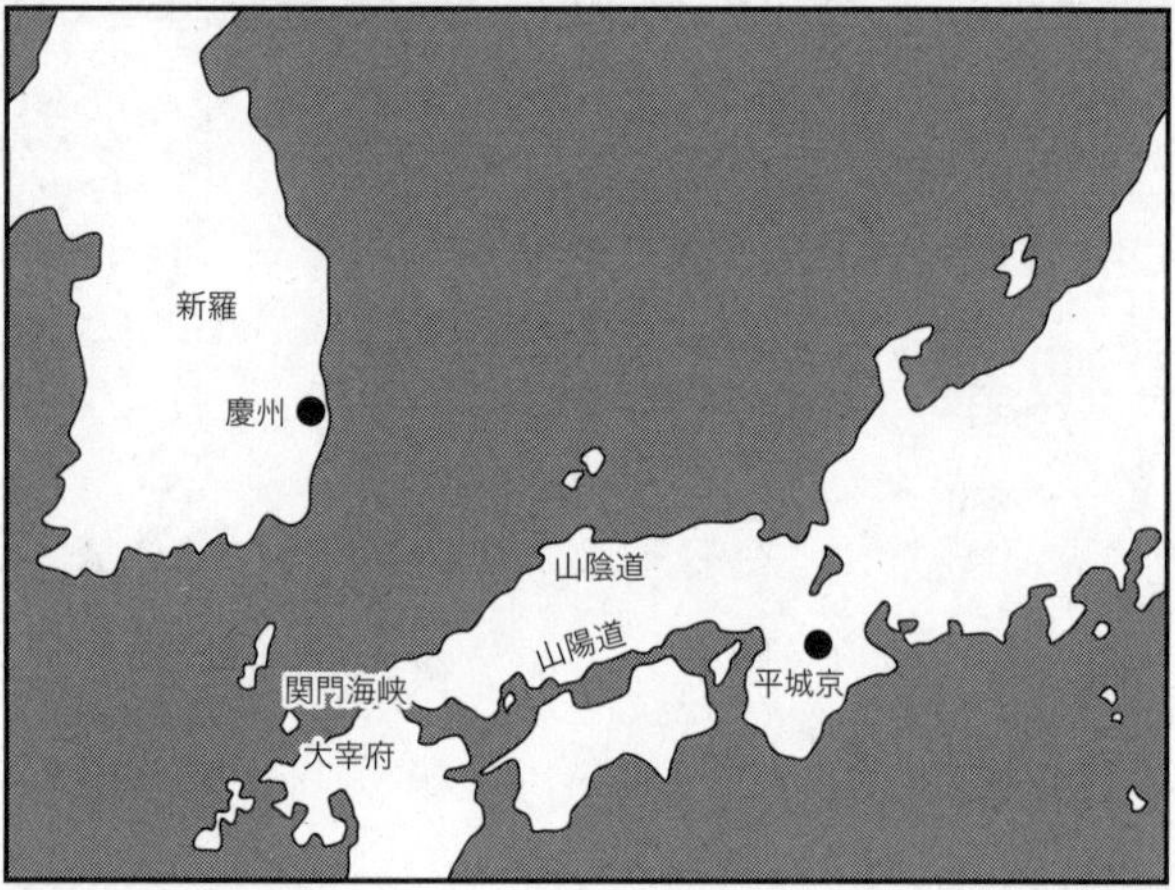

ここにある「左道」とは「よこしまな方術」を指す言葉。呪術と言い換えてもよい。

この密告が真実であれば、長屋王の謀反だが、この事件に関しては、阿倍内親王は罪なしとして葬儀も通例通りに行われた。また、長屋王の葬儀も醜くしてはならないとの勅命が下された。

737年10月には遺児たちに位階が与えられ、それは長屋王の冤罪が公認されたに等しい。『続日本紀』には明記されていないが、天然痘流行の原因を長屋王の祟りと受け取り、遺児たちへの叙位は怨霊を慰めるための行為であったと考えられる。なぜならば、藤原四兄弟が立て続けに亡くなったからにほかならない。

それにしても、この天然痘はどこで発生したのか。

『続日本紀』には大宰府管内と明記されており、そこが古代における対外窓口であったこと、さらには遣唐使船の帰国及び新羅船の渡来と符合することから、唐か新羅伝来の可能性が高い。

このたびの天然痘の流行について、最初の報告があったのは735年8月のこと。大宰府管内で始まったそれが山陰道・山陽道を東上する気配を見せたところで、朝廷が関門海峡を封鎖。これにより流行は一応沈静化した。

ところが、封鎖の解除とともに解き放たれ、737年の春頃から都でも猛威を振るう事態と化したのだった。

全国的な被害については、総人口の25〜35パーセントを死に至らしめたとの推計がある。

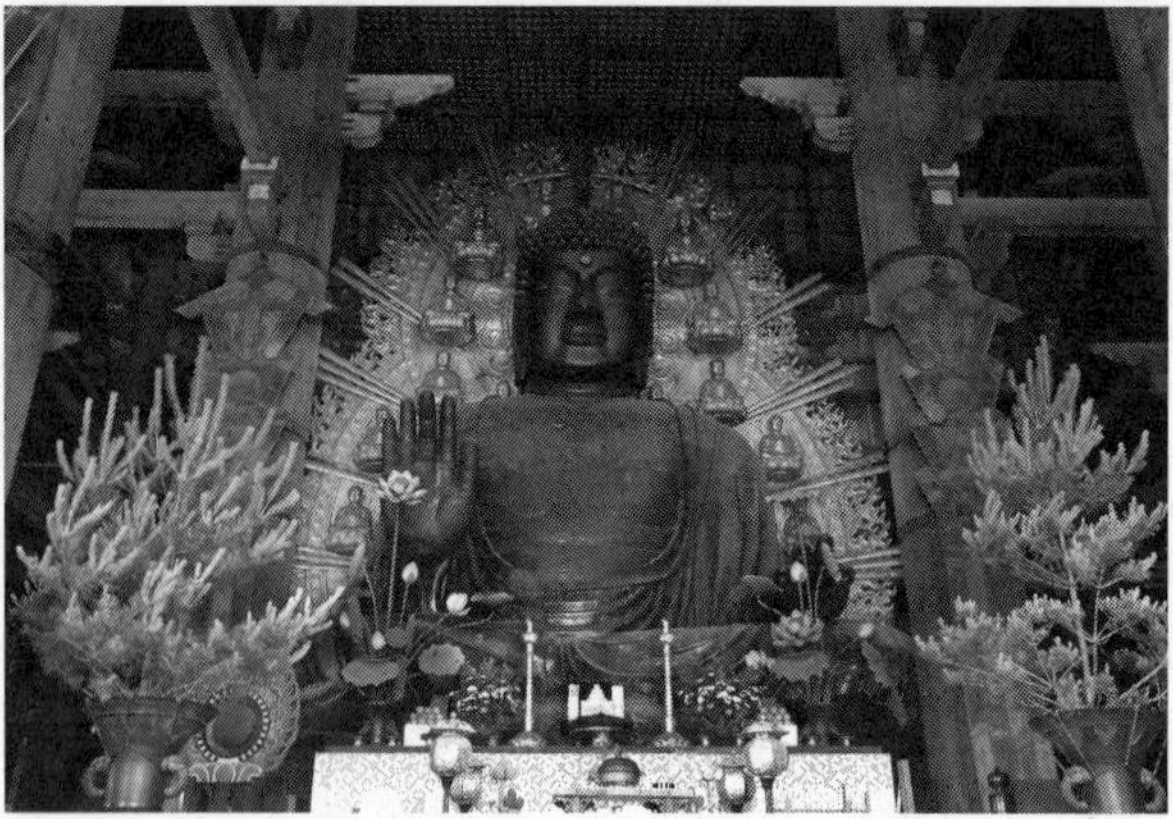

鎮護国家の願いが込められていた東大寺の大仏

この数字は正倉院文書《しょうそういんもんじょ》として残された当時の財政報告書から換算したもので、記録自体は信用できるが、他領への逃亡者も死者として数えられているため、実際の死者数とはかけ離れている可能性がある。

ともあれ、死者の数が少なくとも数十万人に及んだことは間違いない。

一連の人口激減は朝廷に、仏教により国家体制を護持する「鎮護国家」という考え方を生み出させ、それが「東大寺の創建」や「大仏開眼（奈良の大仏）」へとつながるのだった。

また、聖武天皇は天皇の位にあった人間が出家した初の例でもあった。

1100年続く祇園祭の発祥の真相
―863年〜・インフルエンザ・日本―

　8世紀から9世紀は思想上の大きな転換期だった。それまでの「**祟りをなすのは神だけ**」との考えを改め、「**恨みをのんで死んだ者も怨霊と化し、祟りをなす**」と考えられるようになった。その怨霊とされたのは早良《さわら》親王だった。

　早良親王は、785年、藤原種継《たねつぐ》暗殺事件の黒幕とされ、淡路へ流される途中、飲食を絶つことで自害していた。

　当初から冤罪の疑いが濃厚な事件であったが、感染症の流行を含む天変地異が相次ぐなか、皇太子の安殿親王《あとのみこ》（のちの平城《へいぜい》天皇）が体調不良に陥るに及んで、792年6月にはその原因を早良親王による祟りと認定。役人を淡路島に遣わし、早良親王を慰めさせた。怨霊の場合、鎮魂ではなく慰霊が必要と考えられたのである。

しかし、朝廷はこの程度では不十分と考え、800年7月には早良親王に崇道《すどう》天皇の諡号《しごう》を追尊、さらに805年4月には早良親王の命日を国忌《こっき》（皇祖・先帝・母后などの命日）に入れるなどして、何度も陳謝を重ねた。

それにもかかわらず、863年に咳逆《がいぎゃく》（インフルエンザ）が流行したことから、朝廷は同年5月20日、宮中の神泉苑《しんせんえん》という普段は立ち入り禁止の庭園に民衆を招き入れ、僧侶による読経のほか、歌舞、騎射、相撲を演じさせるなど、大掛かりな御霊会を実施させた。また、早良親王のほかに、非業の死を遂げた者（伊予親王、藤原吉子、藤原仲成、橘逸勢、文室宮田麻呂）を慰めた。

それでも咳逆の流行がやまずにいると、869年6月に改めて御霊会を実施。今回は当時の国の数と同じ66本の鉾《ほこ》を立てて「祇園の神」を迎えることにした。これが現在まで続く祇園祭の起源である。

祇園とは京都祇園にある八坂神社のことで、祇園の神とは「武塔神《むとうしん》」を指す。これは「素戔嗚尊《スサノオノミコト》」の別名で、生前の仏陀が暮らした祇園精舎の守護神「牛頭《ごず》天王」

とも同一視される。

この神と感染症の関係については。『出雲国風土記』と同時期に編纂された『備後国風土記』逸文に次のような話が見られる。

北の海の住む武塔神が南海に住む女神を訪ねていったとき、途中で日が暮れてしまった。そこで蘇民将来《そみんしょうらい》と巨旦《こたん》将来兄弟がいる集落で一夜の宿を借りようとしたところ、裕福な巨旦将来には断られたが、貧しい蘇民将来からは温かくもてなされた。

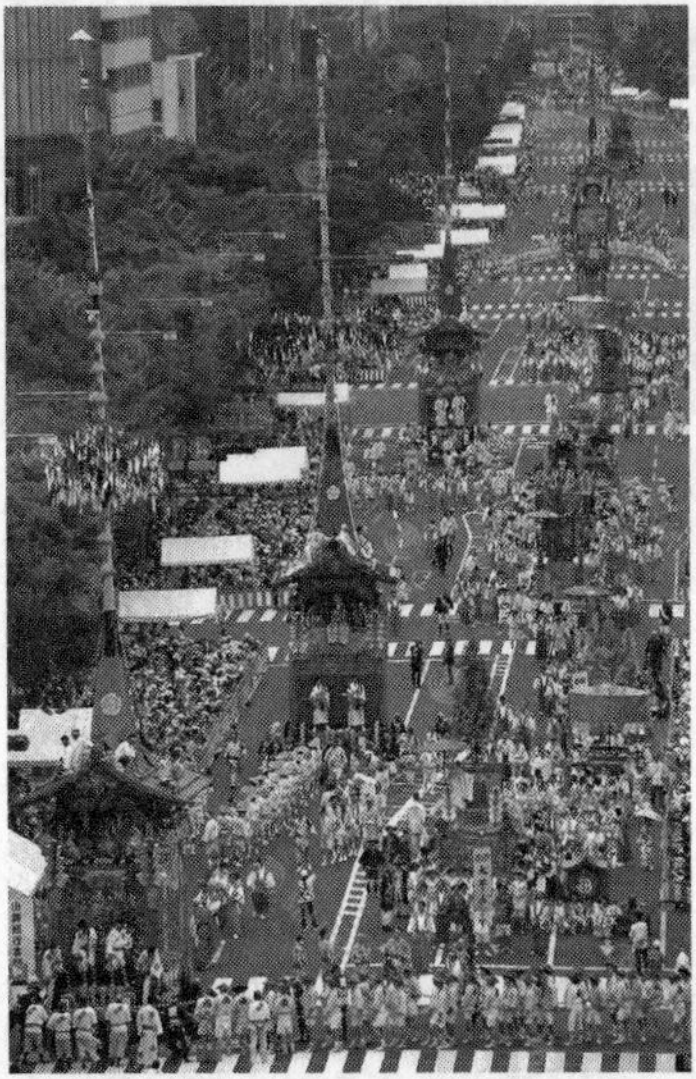

巡行でずらり並んだ祇園祭前夜の山鉾
［毎日新聞社］

それから数年後、他の神々を従えた武塔神が蘇民将来の家を訪れ、茅でつくった茅の輪を贈り、蘇民将来の子孫はすべてこれを腰に着けておくようにと告げて立ち去った。後年、感染症が流行したとき、茅の輪を着けた蘇民将来の子孫以外の者はみな死んでしまった。

　869年6月の祇園御霊会はこの神話を受けて開催されたもので、現在も多くの神社で「茅の輪くぐり」という病除けの神事が行われ、「蘇民将来之子孫也」などと記された護符の類が売られているのも同じ理由による。

　このように御霊会をたびたび開催したにもかかわらず、その後も879年、915年、974年、995年と感染症の大流行が見られ、それらは天然痘や咳逆の場合もあれば、麻疹や消化器系の場合、さらには二つが同時並行する場合もあった。

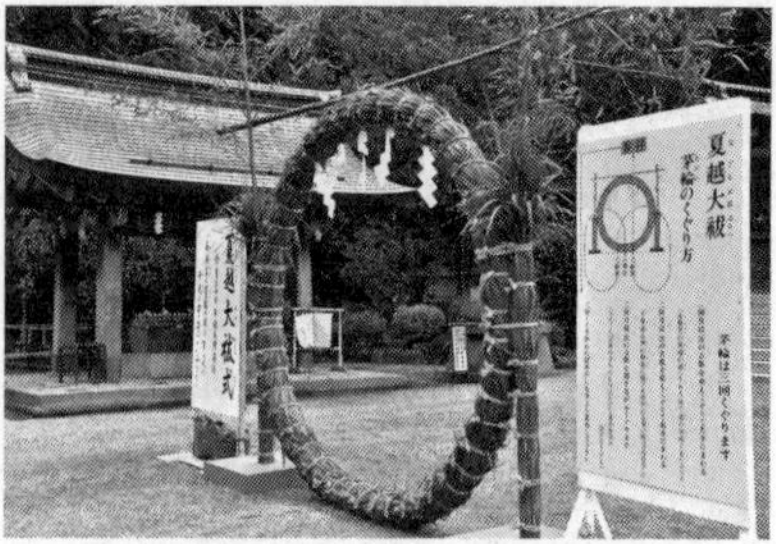

病除けの神事で使用される「茅の輪」

　995年に大流行したのは天然痘で、起点となった大宰府だけでなく、都でさえも死体や骸骨の山で道を塞がれた。公卿からも8人の死者が出ている。

　朝廷は粥など消化のよい食べ物やネギ・ニラなどの奨励、冷水の禁止などを通達すると同時に、寺社への捧げものや読経に力を入れるが、人々の不安を払拭するには至らず、一連の感染症が疫神によってもたらされると信じる彼らは、そこらを徘徊している疫神との遭遇を回避する自衛策として、できるだけ外出を控えるようにした。

このように多くの人が恐怖に震え、息をひそめて毎日を送るなか、図らずも感染症の恩恵を浴した者が1人いた。摂関政治の最盛期を築いたとされる藤原道長がそれで、藤原北家の五男であった彼は、本来であれば家督を継ぐことはできない身。ところが、感染症の流行で兄や他の親族、有力公卿の多くが亡くなったため、棚ぼた式に政治の表舞台へと進出。

天皇の外戚という立場も利用して権勢を強め、1018年10月には有名な**「この世をばわが世とぞ思ふ望月の欠けたることもなしと思へば」**という歌を残すほど、栄華を極めたのだった。

疫病のお守り、妖怪「アマビエ」と豪傑「鎮西八郎為朝」

——天然痘・日本——

新型コロナに対する不安が高まる昨今、巷では妖怪の「アマビエ」が注目を集めている。

アマビエは、幕末の弘化3年（1846年）、肥後（現在の熊本県）の海に現れた。役人が駆け付けると、**「この先6年は豊作が続く。疫病が流行した際は、私の姿を描き、人々に見せよ」**と言い残して消えたという。当時の瓦版には、江戸時代の末期、地面に着くほどの長髪で、からだは人魚のようにウロコに覆われ、くちばしがあり、3本の足を持つ姿が描かれている。

これを描いて護符とすれば気休めくらいになるとのことで人気を集めているよう

だが、江戸時代後期にも、感染症除けになるとして人気の錦絵があった。そこに描かれた人物は「鎮西八郎為朝《ちんぜいはちろうためとも》」だった。

日本の歴史上、最も多くの人命を奪った感染症に「天然痘」が3位以内に入ることは間違いあるまい。その天然痘の被害がどういうわけか1795年に流行するまで、八丈島には一度も及ばなかった。

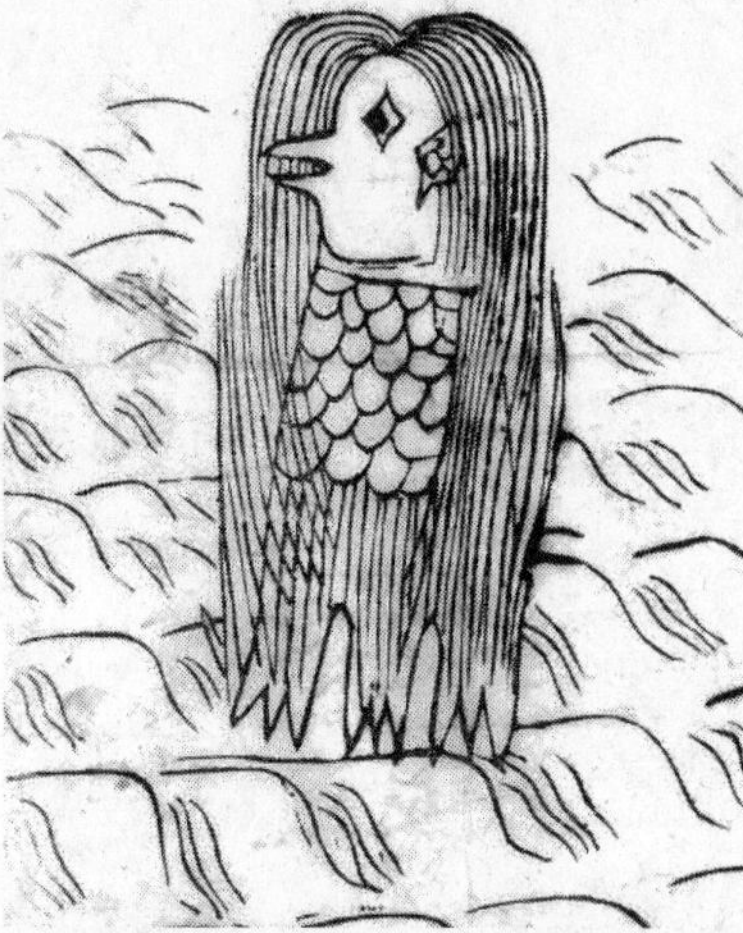

大ブームを巻き起こしたアマビエ
［京都大学附属図書館蔵・一部］

島民は疱瘡神（疱瘡［天然痘］をもたらすという悪神）が鎮西八郎為朝を恐れて近づかないからと考えた。鎮西八郎為朝とは強弓を射ることで知られた源為朝のこと。源頼朝の叔父にあたる。

1156年の保元の乱に際して天皇家と摂関家の両陣営がそれぞれ武士団を味方につ

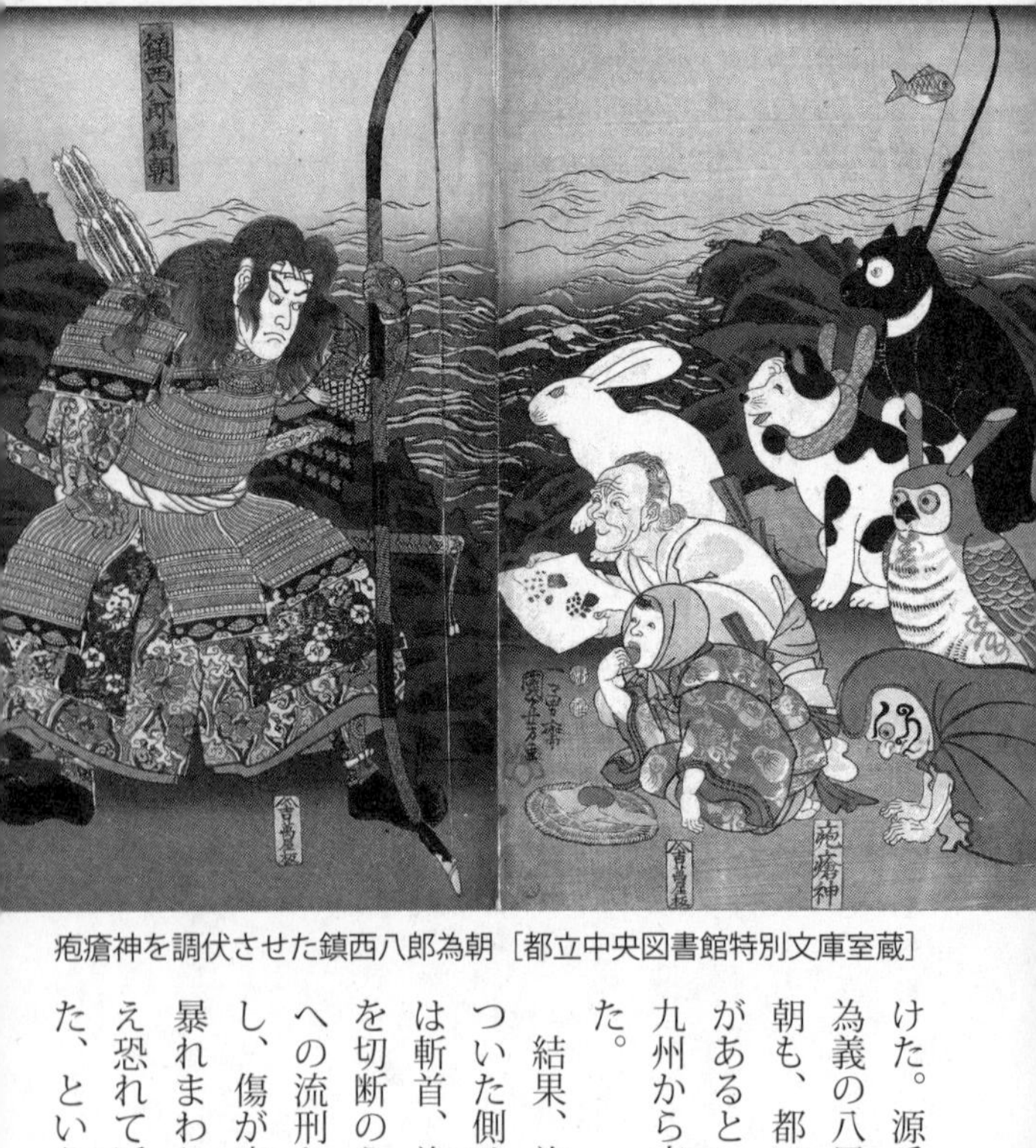

疱瘡神を調伏させた鎮西八郎為朝［都立中央図書館特別文庫室蔵］

けた。源氏の棟梁・源為義の八男であった為朝も、都で大きな一戦があるというので急ぎ九州から京に召喚された。

結果、為義、為朝がついた側は敗れ、為義は斬首、為朝は腕の筋を切断のうえで八丈島への流刑となる。しかし、傷が癒えた為朝は暴れまわり、疱瘡神さえ恐れて近づかなかった、というのだ。

疫病に苦しめられ続けた平清盛

―1181年・マラリア・日本―

「天魔の所為《そい》か」

これは右大臣・九条兼実の日記『玉葉』にある一節。ときに1170年9月である。問題視された所為の主は「治天の君」である後白河法皇、所為の中身は「宋人《そうじん》接見」であった。

平安時代が間もなく終わりを告げようとしていた当時、政権はほぼ「平清盛」を頭とする平氏一門の手中にあった。清盛と後白河の関係は極めて良好で、清盛が大病を克服して出家を決意すると、後白河もそれに倣うほどの親密ぶりだった。

後白河にとって清盛の頼みであれば、福原（現在の兵庫県神戸市兵庫区）まで出かけるのも苦ではなく、清盛との取引相手である宋の商人に接見するのも問題とは思わなかった。

だが、都の公卿たちの思いは異なり、冒頭に掲げた兼実の言葉はそれを代表するものだった。しかも、「天魔の所為か」の前には、「我が朝、延喜《えんぎ》以来未曽有のことなり」という一節があり、ますますただ事ではないことを示している。

ここにある「延喜以来」とは延喜年間（901〜923年）以来ということ。天皇及び「治天の君」が異国人に接見するのは延喜より二つ前の年号である寛平年間の893年3月4日以来のこと。このとき唐人《からひと》と接見した皇太子に宇多《うだ》天皇が、今後異国人との接見は御簾越しにするよう命じてからというもの、御簾越しどころか、接見自体が行われなかったのだった。

公卿らはその理由を、穢れを回避するためと理解していた。『貞観儀式』という宮廷儀式書に規定されている追儺《ついな》の祭文にも、異国は「穢く悪き疫鬼《えきき》の住処」と記されていた。

とはいえ、公卿が後白河を直接批判するのは憚られたので、矛先はもっぱら清盛に向けられた。折からの感染症の流行は清盛が推進する日宋貿易のせいとされたのだった。

「都で蔓延する疫病は、清盛の羊がもたらした病である」

これは編年体の通史『百錬抄』にある一節で、宋人から後白河に当時の日本に生息しない羊や鹿が献上されたことを受け、そのせいで感染症が流行したというのである。

同じく『百錬抄』には１１７９年の感染症の流行に関しても、**「天下に蔓延する疫病は宋銭のせい」**と、清盛が宋から輸入した銅銭を原因とする中傷も記録されており、公卿らの排外思想の強さがありありと見て取れる。

宋の商人が東シナ海を盛んに往来していたのであれば、外部からもたらされた感染症が蔓延したとしてもおかしくないが、それであれば窓口である大宰府や福原が最もはやく、かつ甚大な被害を受けるはず。そうなっていないところからすれば、感染源は他にあったと見るべきだろう。

すでに天然痘や赤痢を指す言葉があったにもかかわらず、使用していないところ

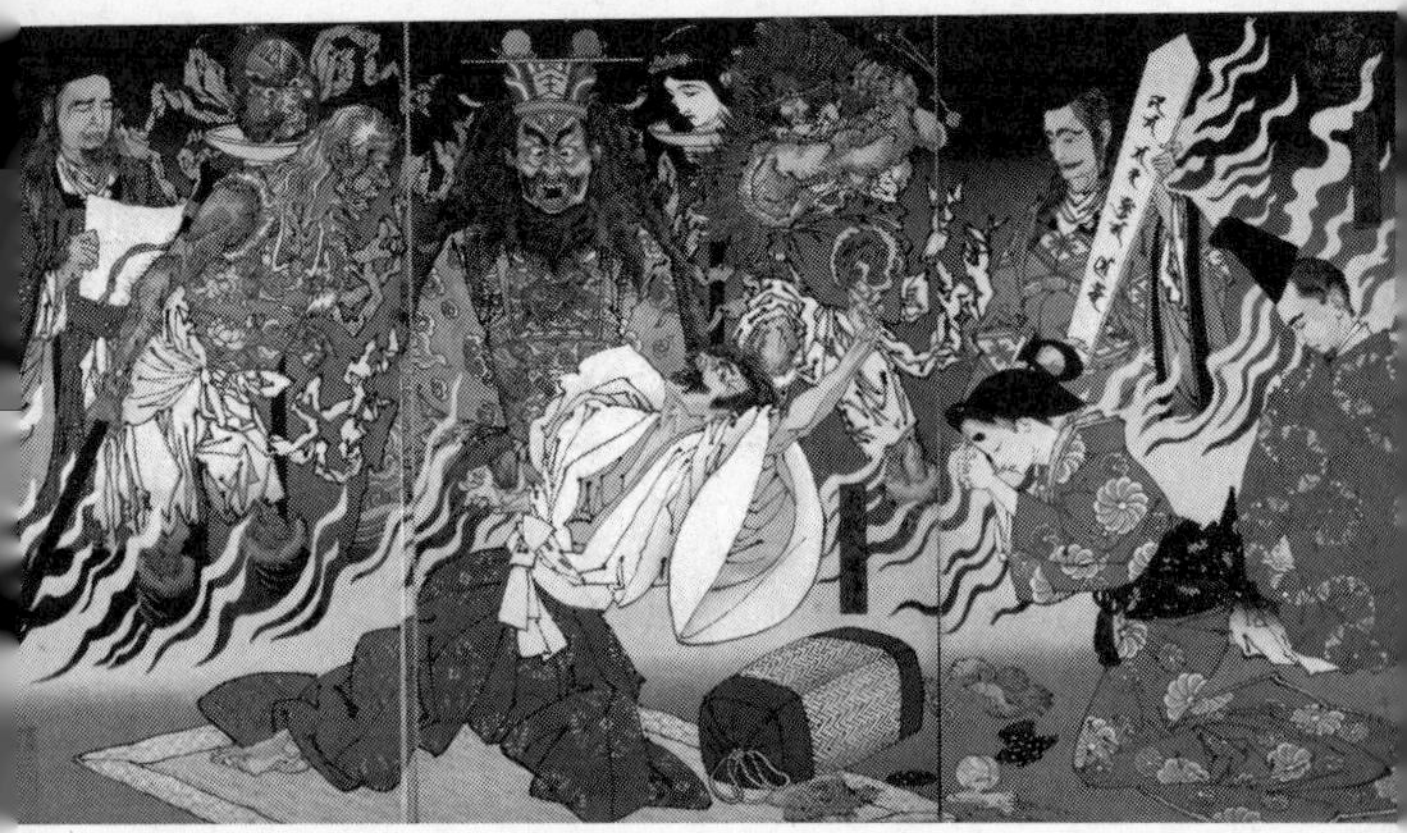

平清盛炎焼病之図。死の直前、激しい高熱に襲われたといわれる

を見ると、このとき流行した感染症はそれら以外の何かだったのだろう。

清盛のせいだといわれたところで、後白河と蜜月関係にある彼をどうこうできる者など、当時の朝廷には一人としていなかった。

後白河に嫁いでいた清盛の義妹・建《けん》春門院《しゅんもんいん》の死（１１７６年）を境に清盛と後白河の蜜月に影が差し、調整役を務めていた清盛の長男・重盛の死（１１７９年）により決裂が避けがたくなった。大きな歯車が狂い出したのである。

清盛は、東国で挙兵した源頼朝を追

討しようとした矢先の1181年2月下旬、突如として「頭風《ずふう》」（頭痛やめまいを伴う病）を発したのである。

閏2月1日には危篤状態に陥り、その3日後に永眠。発病からわずか1週間しか経過していなかった。藤原定家《ていか》の『明月記』や九条兼実の『玉葉』には、高熱発作を起こして意識不明に陥り、最期は悶絶死であったと記されている。

その症状からすれば、当時の言葉でいう瘧《おこり》の可能性が高い。現在でいう「マラリア」である。

その後、源氏による蜂起が相次いだとはいえ、清盛が健在であったら平氏はまだ持ちこたえられたかもしれない。しかし、大黒柱を突然失っては万事休す。浮き足立つばかりで負の連鎖から抜け出せず、どんなにあがいたところで滅亡への道を避けることはできなかった。

地獄絵図と化した鎌倉幕府滅亡

―1302年と31年・天然痘・日本―

1180年に始まる動乱に勝利したのは源頼朝だった。木曾義仲《きそよしなか》と平氏一門を滅ぼした頼朝は鎌倉に幕府を開いた。

頼朝の家系がその子たちの代で絶えると、外戚の北条氏は京の摂関家や宮家から名目上の将軍を迎え、執権の肩書のもと、幕府の事実上の統率者となった。

1274年と1281年の「元寇」(蒙古襲来)は何とか乗り切るが、防衛戦であったために新たな土地の獲得はなく、功績があった武士たちに恩賞として土地を与えることができなかった。

その不満がやがて倒幕運動に合流するかたちになるのだが、それと併せて、天然痘の流行が及ぼした影響も無視できない。天然痘の流行は1302年と1331年に起きている。鎌倉幕府の滅亡が1333年5月だから、前者を元寇と並ぶ遠因、後者を前夜に起きたダメ押しとしても、見当違いというほどではなかろう。

感染症の流行は社会不安を招き、不安に陥った人々は変革を求める傾向がある。倒幕派にしてみれば、またとない機会だった。

後醍醐天皇は倒幕運動の中心にいた人物で、1324年（正中の変）には一度挫折しているが、それに懲りず再び計画を推進。

鎌倉幕府を滅ぼすまでは平坦な道のりではなく、1331年8月には京を脱出する事態に追い込まれるが、同年のそれまでの間、後醍醐は現在の京都にある知恩寺《ちおんじ》に対し、天然痘鎮圧のために行った百万回の念仏に効果ありとの理由で、「百万遍《ひゃくまんべん》」の寺号を下賜していた（2019年からは百萬遍知恩寺）。念仏はただ「南無阿弥陀仏」と繰り返し唱えるだけでよかった。

後醍醐天皇は天然痘を鎮圧し、1333年に倒幕に至る。新しい時代が迎えられると思った矢先に足利尊氏の離反にあい、南北朝時代に突入することになるのだった。

天然痘が日本でなくなるまでの道のり

―19世紀～・天然痘・日本―


致死率が非常に高く、「天然痘」は長らく人類全体にとっての脅威だった。

天然痘を患った日本史上の有名人といえば、「独眼竜」の異名で知られる戦国大名の伊達政宗や幕末動乱の真っただ中に急死した孝明《こうめい》天皇などが挙げられる。政宗が右目を失明したのは幼少時にかかった天然痘が原因で、近代以前の日本では失明の原因の最たるものがこの天然痘であった。

勝新太郎の当たり役『座頭市』をはじめ、時代劇によく両目の見えない按摩が登場するが、それは、按摩は視力より触圧覚に長ける失明者が適任だったとする背景がある。これは管鍼《かんしん》の発明者にして鍼《はり》の名医でもあった杉山和一（1610～16

94年）が江戸で講習所を開き、育成と普及に尽力したことによっている。杉山和一自身も幼くして何らかの感染症（天然痘ともいわれる）のために両目を失明していた。

天然痘の致死率はもとより、命を取りとめても失明や痘痕などが後遺症として残ることも大きな問題だったのだ。

現代社会は予防接種（種痘《しゅとう》）をすることで根絶に成功したが、同様の予防法は早くからあり、中国・宋の時代には人痘接種法が生まれていた。ただし、それは患者の発疹から膿を取り出し、未感染の子供に植え付けるか、かさぶたの粉末を鼻から吸うといった原始的なもので、被験者を感染・死亡させることが多いなど、かえって危険だった。その手法はイスラム世界を通じてヨーロッパにも伝わっていたが、危険な方法であることに変わりなかった。

犠牲者を出さない予防法はないか。その苦闘に活路を見出したのが英国の外科医、エドワード・ジェンナー（1749〜1823年）だった。

ジェンナーは、乳搾りの女性たちが「牛痘」（牛のウイルス性伝染病）の罹患経験がありながら、天然痘にかかる人が少ないことに気がついた。牛痘と天然痘の症状がよく似ていたのでジェンナーはもしやと感じたという。

そこで、1796年5月14日、ジェイムズ・フィップスという8歳の少年に、牛痘の膿から採った内溶液を接種。わずかな症状が出たが、すぐに完治した。

同年7月、同じ少年に今度は患者から採った膿を接種したところ症状が表れず、ジェンナーは2年後、『牛痘の原因と効果に関する研究』を発表。**「牛痘（天然痘の予防接種）を打つと牛になる」**との風評に悩まされながらも、牛由来の種痘を天然痘の予防手段として確立させたのだった。

ジェンナーの種痘技術は広東の英国商館を通じて1805年には北京へ、日本へはそれより少し遅く、長崎出島のオランダ商館長を通じて享和年間（1801〜1804年）に伝えられていたが、それらはあくまで情報にすぎなかった。

肝心のワクチンがないことにはどうにもならず、その役目を果たす痘苗《とうびょう》（天然痘の予防に用いる接種材料）が初めて日本に伝えられたのは1812年のことだった。

松前藩（北海道）で役人を務めていた中川五郎治は、1807年に択捉島でロシア人に捕らえられ、滞留中に種痘術を学ぶ。送還帰国したときに痘苗を持ち込み、北海道と東北地方に普及させ、多くの人命を救った。

関東以西はこれと別の歴史をたどる。痘苗はジャワ（現インドネシア）から輸入されることになったが、熱帯を通過する間に変質するとあって、有効な現物が全国に到来するのは遅れに遅れ、普及したのは1849年のことだった。

普及にあたって最大の貢献をしたのは緒方洪庵《おがたこうあん》で、越前藩の藩医・笠原白翁《かさはらはくおう》から痘苗を分けてもらった彼は大坂に「除痘館《じょとうかん》」を設立。豪商たちの協力のもと種痘の普及に務め、天然痘の予防に大きく貢献した。

最後に、孝明天皇について触れておきたい。同天皇は1867年12月25日に急死した。死因は天然痘とされるが、いったん回復に向かいながらの突然死であったため、当時から暗殺を疑う声は強かった。事の真偽はともかく、孝明天皇の崩御とともに公武合体路線は完全に放棄され、大政奉還から王政復古の大号令、鳥羽伏見の戦いと続き、時代は一気に明治維新へと進んでいく。

幕藩体制を維持したままの近代化も不可能ではなかったが、その道は孝明天皇の崩御により潰えてしまった。天然痘が歴史を左右した貴重な例といえよう。

生類憐みの令が狂犬病にいかに愚策だったか

―狂犬病・日本―

誰にも抑えの利かない人のことを、精神に異常をきたした犬にたとえて「狂犬」という。その名を冠せられた感染症「狂犬病」は犬が凶暴化するのではなく、噛まれるなど、主に犬を媒介に感染したことによっている。

発症すれば致死率は100パーセント。現在では噛まれなくとも唾液を媒介して、犬以外にもアライグマやキツネなどの哺乳類を通じて感染することがわかっている。

日本での流行がいつに始まるかは定かでないが、比較的新しい時代では、「犬公方」のあだ名で知られる江戸幕府の5代将軍・徳川綱吉の死後であれば、流行が起きてもおかしくない条件が揃っていた。

綱吉が将軍職についたのは1680年8月のこと。「生類憐みの令」を出し始めたのは1687年のことで、犬に特化した法令の発布は1694年（元禄7年）に始まる。

その最たる動機は、唯一の男子であった徳松を失ったことにあり、戌年生まれの綱吉は**「犬の愛護に努めなければ世継ぎを得ることができない」**と、綱吉と彼の母の桂昌院《けいしょういん》が深く帰依する真言僧・隆光から告げられたからだといわれている。元禄7年もまた戌年だった。

当初の法令は、犬を飼う者に毛色や性別、年齢などの特徴を「犬目付」という専門の役所へ届け出るよう義務付けるだけだった。それが**「病気になったら犬医者に診察させよ」「よい治療を受けさせよ」「死亡したならば犬目付に届け出たのち、無縁寺に埋葬せよ」**などと要求が増していき、行方不明になったら犬目付による厳しい取り調べとなるに及んで、江戸庶民は犬を飼うこと、犬と接すること自体を避け始めた。

その結果、江戸市中では野良犬（野犬）が急増。想定外の展開に慌てた綱吉は四谷に収容所を設け、そこがいっぱいになると今度は現在のJR中野駅を中心に16万坪に及ぶ広大な収容所を建設。収容した犬の数は合わせて4万匹以上に及んだ。

1709年1月、綱吉は天然痘に感染して死亡する。綱吉の遺言にかかわらず、幕府は生類憐みの令の大半を撤廃した。

四谷と中野の収容所も閉鎖・解体されたから、4万匹以上の犬が市中をさすらう事態となったはずで、それまでの厚遇から一転、誰からもエサをもらえず、可愛がられるどころか逆に棒で追われる立場となった彼らが人に牙を剥くようになってもおかしくはなかった。収容所内で犬から犬への感染がなかったとは考えにくい。確証には欠けるが、それらが野に放たれれば狂犬病の流行は避けがたく、起きないほうが不思議なくらいだった。

発症したら手の打ちようのない恐ろしい感染症だったが、1885年になってようやく光明が差した。微生物研究で数々の実績を重ねていたフランスの細菌学者ルイ・パスツールが、1880年に開発したニワトリ・コレラ用のワクチンを応用して、狂犬病ワクチンの開発に成功したのである。これを境に狂犬病の致死率は大幅に減少。日本国内では1957年以降、1人の感染者も出していない。

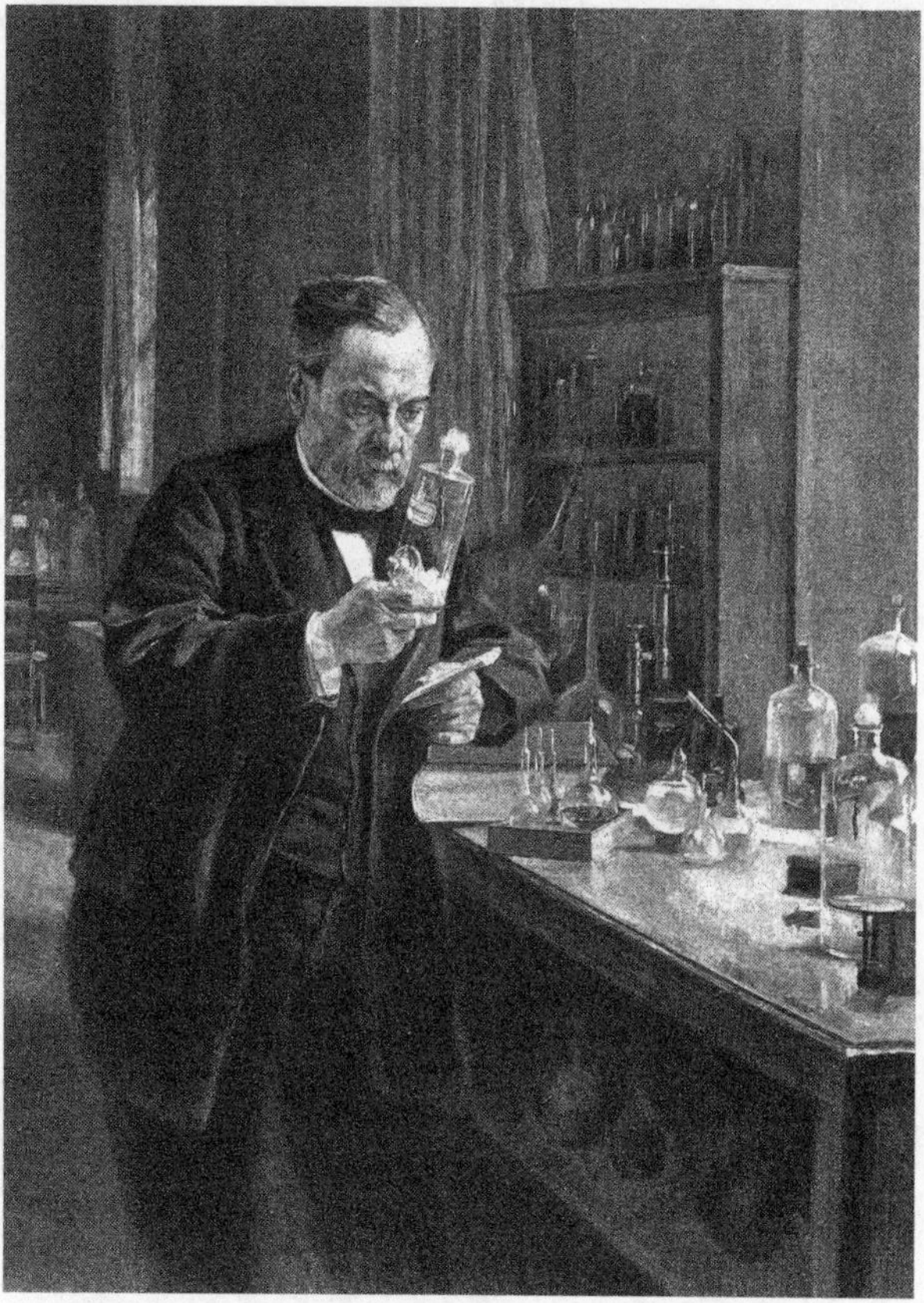

狂犬病ワクチンの開発に成功したパスツール

高杉晋作、沖田総司、陸奥宗光……、結核が変えた日本史

――19世紀・結核・日本――

幕末維新の動乱を駆け抜けた英傑には短命の者が多かった。戦死や自害、刑死を遂げた者もいれば、若くして感染症に命を奪われた者たちもいた。

幕末維新といえば、1853年6月の黒船来航から始まり、1869年5月の戊辰戦争終結をもって終わりとするのが一般的だが、この間に最も目立つ動きを見せたのが長州藩だった。

長州藩士で例を挙げるなら、やはり筆頭にくるのは「高杉晋作」である。長州藩は1864年12月、犬猿の仲であった薩摩藩との同盟や列強からの武器買い付けにより力を高め、幕府による第二次長州征伐を失敗に終わらせた。これを境に流れは

討幕派へと傾き、１８６７年10月の大政奉還、同年12月の王政復古の大号令へと続くのだが、高杉晋作はそれを見届けることなく、大政奉還より５カ月前に29歳で亡くなっていた。病名は肺結核だった。

高杉晋作は奇兵隊という身分制限のない民兵隊を組織した人物で、長生きしていれば日本陸軍において山県有朋と拮抗するか、それ以上の役職につけていたはず。惜しまれる若死にだった。

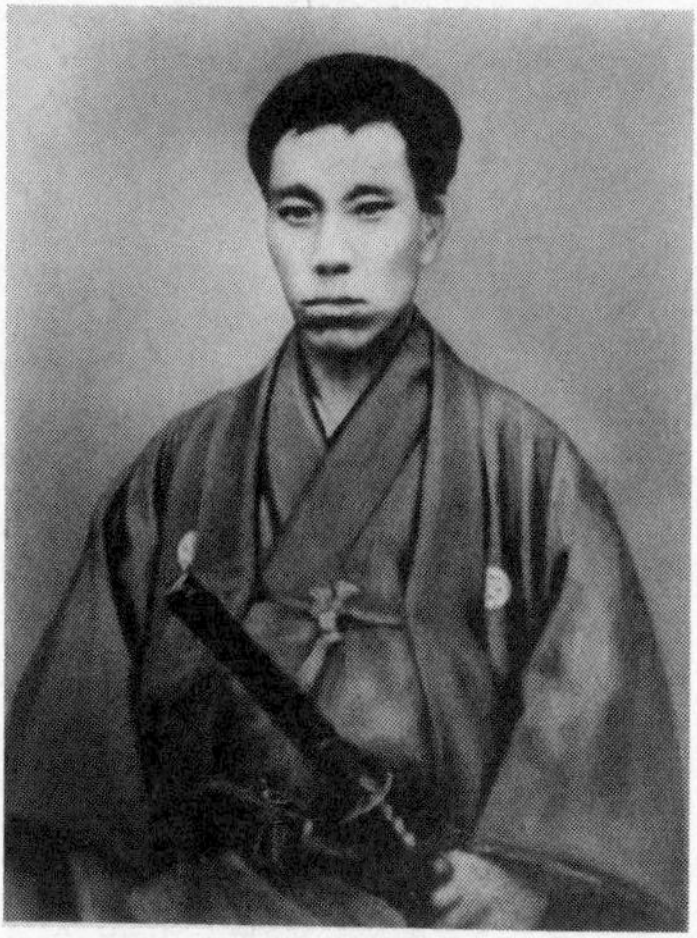
肺結核で亡くなった高杉晋作

高杉晋作が天に召された頃、幕府側でも肺結核と思しき病に侵されていた人物がいた。新撰組一番隊組長の「沖田総司」がそれである。

新撰組は、14代将軍・徳川家茂の上洛にあたり、その警備を目的に集められた浪士からなる組織で、近藤勇らは京都守護職・松平容保《かたもり》支配下に新撰組を結成。京の治安維持に努めることとなった。

沖田総司は、近藤勇の養父が営む天然理心流剣術道場の内弟子であり、成長後は塾頭となって出稽古を任されるなど、かなりの剣の使い手だった。

池田屋事件でも目覚ましい働きをしたが、1867年頃から肺病が悪化。一同と別れ、闘病生活を送りながら、1871年に静かに息を引き取った。

肺結核であったかどうかは明らかでないが、幕府御典医の松本良順《まつもとりょじゅん》が新撰組屯所《とんしょ》を訪れた際、肺結核の者が1人いたと記録していることから、それが沖田であった可能性もなくはない。

松本良順が目にした新撰組屯所は病人だらけの状態だった。そのため、松本良順は「患者の部屋を分けて看護人をつけること」「衛生環境をよくすること」「獣肉など栄養のある食事を摂ること」などを教示。近藤が忠実に実行したところ、隊士の健康状態は目立って改善されたという。

明治日本になって名をなした人物のなかにも肺結核を疑われる者がいる。日清戦争の戦後処理に奔走した「陸《む》奥《つ》宗《むね》光《みつ》」がそれである。

陸奥宗光は外交畑の人間である。海外へは船で行かなければならなかった当時、太平洋やインド洋を横断するとなれば、何十日もの船旅となる。一等船室を借りられたとしても、密な空間であることに変わりはなく、衛生環境のよくない二等船室で感染症が発生すれば、部屋の外のどこかで、まったく自覚がないまま感染する危険が大いにあった。

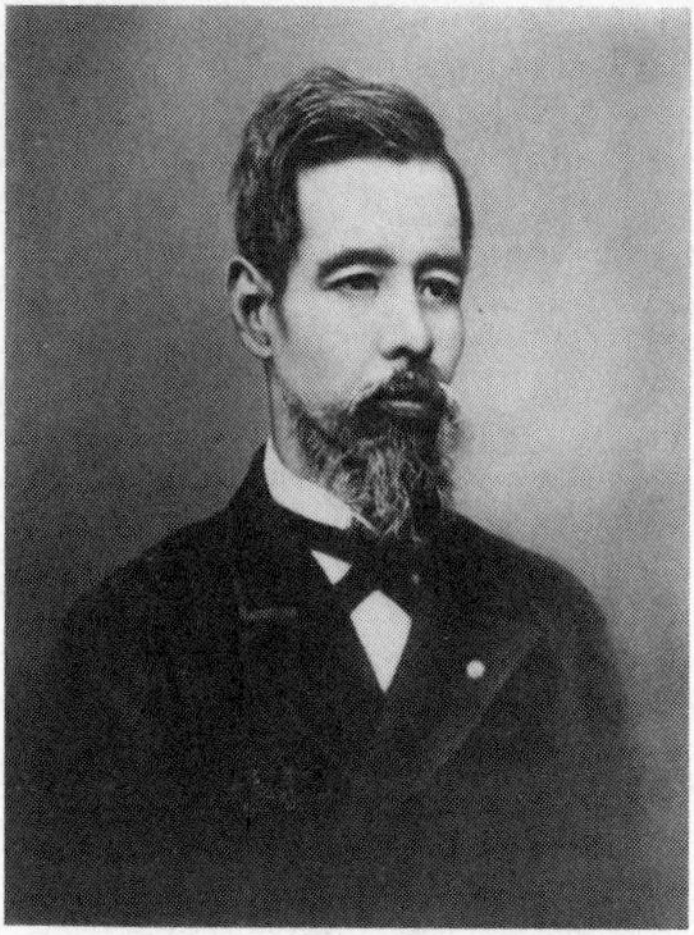
陸奥宗光の死因も肺結核の疑いがある

それに加え、銃火こそ交えないが、外交交渉の席も戦場であることに変わりはなく、その仕事は激務であった。肉体的にも精神的にも消耗が激しく、胃腸機能に障害が出なかったのが不思議なくらいである。

陸奥宗光が亡くなったのは１８９７年のこと。日清戦争の処理では、清側代表の李鴻章《りこうしょう》が下関で暴漢に襲われ重傷を負うという不測の事態が生じ、日本は戦争を圧倒的有利に進めながらも国際的な体面を配慮して、無条件での休戦に応じるしかなくなった。講和がなったらなったで、今度はロシア・フランス・ドイツによる三国干渉が起こり、遼東半島を返還せざるをえなくなった。

陸奥の病が肺結核であったかどうかは明らかでないが、一連の心労が死期を早めたことは大いに考えられよう。

強制的な隔離・封鎖で起きた暴動

——19世紀・コレラ・日本——

朝鮮ではコレラの音に「虎列剌」の字を当てるか、妖怪のような疾病というので「怪疾《ケジル》」と呼ばれた。日本では発病してから3日のうちにコロリと死ぬというので、「コロリ」または「三日コロリ」の名で恐れられていた。

コレラの第一次パンデミック（1817年）は東にも広がり、東南アジアの大陸部から島嶼部、清朝統治下の中国、朝鮮半島、対馬を経て、1822年の8月には下関に上陸した。鎖国が解除される1854年までの日本は「四口」といって、対馬・長崎・薩摩・松前が対外窓口として開かれていたのだ。

このときの流行は西日本一円に広がり、東海道を下る気配も見せたが、冬の到来とともに下火となり、箱根を越えることなく終息した。

第二次パンデミックは日本に届かなかったが、第三次パンデミックの災厄は避けられず、1858年7月に上海から長崎へ入港したアメリカの艦船ミシシッピー号を発源地として全国に拡散。江戸だけで10万人もの死者を数えた。冬の到来とともに終息したかに見えたが、翌年と1862年の夏に再流行して、1862年の夏には江戸だけで7万3000人の死者を出した。

明治時代に入り、外国船の来港がさらに増えると、それに比例して感染症の流行も増加する。人々が戦々恐々とする状況下、明治最初のコレラの流行が起きたのは1877年のことだった。

同年の春先、横浜在留の欧米人が神奈川県令（知事）に対し、「手洗い」の普及を要請したにもかかわらず、右から左へ聞き流された。不幸にして彼らの危惧は的中する。第四次パンデミックの襲来である。

上陸地点は横浜と長崎の2カ所。長崎の大浦では1877年8月、コレラで死亡した水夫の埋葬を手伝い、横浜では9月にアメリカ商館で働いていた日本人老女2

人が感染したのを端緒とする。すでに清の厦門《アモイ》ではコレラが大流行しており、それはアメリカの艦船が厦門から入港して間もなくのことだった。

折あしく同年2月には西南戦争が勃発。戦争自体は同年9月24日に終息するが、同月16日にはすでに政府軍内でコレラの発症が確認されていた。彼らがそれぞれの故郷に凱旋したことで、コレラは一気に全国に波及し始める。政府内には彼らを足止め・隔離すべきとの声もあったが、兵士らの剣幕に恐れをなし、現場でそれを実行できる者は誰一人いなかった。

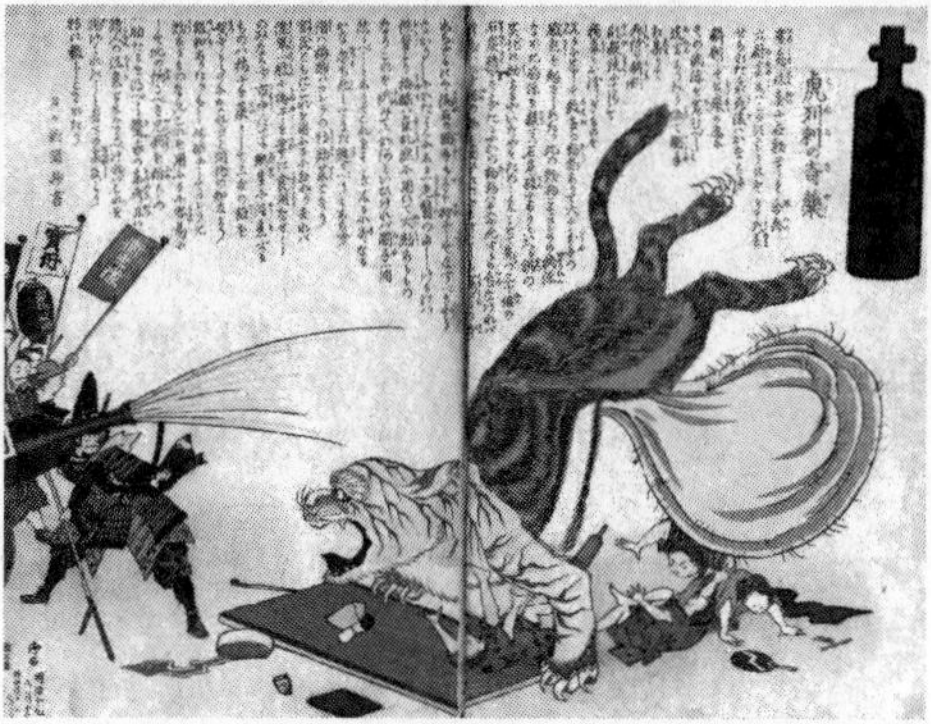

コレラは「虎列刺」と記され、虎を基調とする化け物の姿で描かれた

その年の死者は7000人にとどまったが、2年後の再発時には10万人の命を奪うことになる。

政府は1877年8月27日付で「コレラ病予防法心得」を公布し、医師による届け出と予防法の実施を義務付け、患者が出た場合には徹底した消毒を行い、患者の移動を禁止するよう命じた。

魚類の販売禁止や米価の高騰がこれに拍車をかけ、コレラ患者専用に設けられた避病院は一度入ったら生きては出られない場所として敬遠された。

強制的な消毒や隔離が重なり、封鎖も長期化する事態に人々の不安と不信が募るばかりとなれば何が起きてもおかしくはない。事実、全国各地で警官隊との衝突や暴動が頻発した。現場の警官の強圧的な姿勢が人々の反感を呼び、警官を「巡査コレラの先走り」と称して毛嫌いする風が広がった。治療にあたる医師が思わぬ誤解から惨殺される事件さえあった。

人々が平静を取り戻すには少々時間が必要だった。そして平静を取り戻したとき、人々が気づいたのは水際対策である検疫ができていない理由が「不平等条約」にあるということ。期せずしてコレラの大流行が条約改正を求める機運を高めるきっかけとなった。

それは長く険しい道のりで、治外法権の撤廃がなされたのは1894年、関税自主権の回復がなされたのは1911年のことだった。

COLUMN ▼感染を事前に防いだ後藤新平の大規模検疫

細菌に関する研究は検疫の重要性を明らかにした。防げる感染症の流行は防ぐに越したことはないが、帰還する出征兵士の検疫ともなれば、特設の施設を設けねば対応は不可能だった。

１８９４年に始まる日清戦争は年内に大勢が決し、翌年３月下旬には講和会議が開催される。日本国内では帰還兵の検疫のため、臨時陸軍検疫部が設けられた。陸軍次官の児玉源太郎が部長、元内務省衛生局長の後藤新平が事務官長で、広島市宇品付近の似島など３カ所に検疫所を建てて対応することとなった。

現場の指揮を託された後藤はわずか２カ月で検疫所３カ所を完成させ、６月１日から検疫を開始。船舶６８７隻、人員23万２０００人の検疫を２カ月で終了させたが、１日３時間しか睡眠をとらず、43日間も床に入らなかったため、臨時検疫所を閉鎖して８月21日に帰京を果たした後藤は別人のようにやつれはて、疲労のあまり口もきけない状態だったという。

あとがき　～感染症より怖いものとは～

２０１９年12月に始まるCOVID-19は中国の湖北《こほく》省武漢《ぶかん》市発、２０１２年６月に始まるＭＥＲＳはサウジアラビア発、２００２年11月に始まるＳＡＲＳは中国広東省発、１９６８年から翌年にかけて猛威を振るった香港風邪は香港発、１９５７年から翌年にかけて猛威を振るったアジア風邪は中国南西部発、１９５０年代に初めて重症型が確認されたデング熱は東南アジア発と、20世紀はアジア発の感染症が目立っていた。

だが、２０１４年３月からのエボラ出血熱の例に見られるように、今後はアフリカ発の感染症が増えるものと推測される。

これらアジアとアフリカの共通点としては、急激な環境破壊が挙げられる。人口爆発と都市化、森林の野生動物の減少が同時進行していることで、人間と野生動物の住み分けが破壊されつつある点である。

子細に見ていけば、これにもいくつかのパターンがある。鹿やウサギのように古くから狩猟の対象だった野生動物が減れば、それまで見向きもされなかった動物が対象とされる。

狩猟が目的でなく手段にすぎない場合、それまで人間と接することが少なかった野生動物が市場で売られ、飲食店や家庭の食卓に並ぶことになる。どんなウイルスを保持しているかわからない代物が……。

また、交通網の発達がローカルな感染症を世界的な流行に変える恐れもあれば、家畜や野生動物の間でのみ感染したものが変異をきたし、人間に飛び火する恐れもある。

しかし、明るい材料もなくはない。アジア・アフリカ地域全体としては、ここ半世紀で大幅に衛生環境が改善されている。安全な水の確保や虫除け対策の進化が、感染症の流行に対してかなりの抑止力となっているのだ。

こうした地道な努力の甲斐あって、人類は天然痘を根絶させることに成功した。もちろん、根絶できた感染症は天然痘しかないとの見方もできよう。

近い将来については、不顕性感染が少ないこと、人間以外に感染しないこと、有効性の高いワクチンがあること、以上3つの条件を満たす感染症ならば根絶可能で、麻疹とポリオ（小児麻痺）が有力候補とのこと。その日が現実に訪れることを切に願う。

その前に人類はCOVID-19を乗り越えなければならない。克服するのが早いか自然終息のほうが早いか。人類の歴史を顧みれば後者が普通だが、その場合、われわれは再発を覚悟しなければならない。そして再発したときにはウイルスの力が増しているか、変異している可能性が大きい。

初期対応を誤れば、再びパンデミックに陥ることは避けられない。今回のCOVID-19に感染しながら完全治癒した人間には免疫が備わるだろうが、それは遺伝されることがないのだから。

われわれが後世に伝えるべきは、初期対応や感染防止の心得だろう。その場合に大切なのは、現時点で声高に報道されている内容は片隅に置いて、終息してからの科学的かつ客観的な調査報告に依拠すべきということ。政治的色彩を帯びたものや偏見で覆われた内容では有害無益なことはいうまでもなく、デマや根拠なき憶測であればなおさらである。

また、黒死病が蔓延する中世ヨーロッパで起きたユダヤ人虐殺は決して過去の話ではない。世界各地で頻発しているアジア系嫌悪の事件はそのミニ版に他ならず、一線を越える事件がひとつでも起きればたちまち拡散して、不測の事態を招きかねない。白人至上主義やネオナチが台頭する国・地域では特にその恐れが高く、仮にパンドラの箱が開かれることにもなれば、COVID-19の終息後も尾を引くに違いないだけに、ある意味、感染症以上に恐ろしくもある。

■主な参考文献

『ビジュアル　パンデミック・マップ　伝染病の起源・拡大・根絶の歴史』サンドラ・ヘンペル著 竹田誠・竹田美文監修（日本ナショナルジオグラフィック社）、『人類と感染症の歴史　未知なる恐怖を超えて』加藤茂孝著（丸善出版）、『病気の社会史　文明に探る病因』立川昭二著（岩波現代文庫）、『病と風土　古代の慢性病・疫病と日常生活』ジョイス・ファイラー著　内田杉彦訳（学芸書林）、『感染症と文明　共生への道』山本太郎著（岩波新書）、『感染症の近代史　日本史リブレット96』内海孝著（山川出版社）、『感染症の中国史　公衆衛生と東アジア』飯島渉著（中公新書）、『病気日本史』中島陽一郎著（雄山閣）、『病が語る日本史』酒井シヅ著（講談社学術文庫）、『ペストの歴史』宮崎揚弘著（山川出版社）、『ペスト大流行　ヨーロッパ中世の崩壊』村上陽一郎著（岩波新書）、『ペストの文化誌　ヨーロッパの民衆文化と疫病』蔵持不三也著（朝日選書）、『ペストと近代中国　衛生の「制度化」と社会変容』飯島渉著（研文出版）、『コレラ、朝鮮を襲う　身体と医学の朝鮮史』申東源著・任正爀訳（法政大学出版局）、『アフリカ眠り病とドイツ植民地主義　熱帯医学による感染症制圧の夢と現実』磯部裕幸著（みすず書房）、『史上最悪のインフルエンザ　忘れられたパンデミック』アルフレッド・クロスビー著・西村秀一訳（みすず書房）

青春文庫

人類《じんるい》は「パンデミック」をどう生《い》き延《の》びたか

2020年5月20日　第1刷
2020年6月1日　第2刷

著　者　島《しま》崎《ざき》　晋《すすむ》

発行者　小澤源太郎

責任編集　株式会社プライム涌光

発行所　株式会社青春出版社

〒162-0056　東京都新宿区若松町12-1
電話 03-3203-2850（編集部）
　　 03-3207-1916（営業部）
振替番号　00190-7-98602

印刷／中央精版印刷
製本／フォーネット社
ISBN 978-4-413-09754-3

ワンランク品のよくなる英会話

レストランで、高級ブティックで…
どんな場でも心地よく話せる
エレガントな言い回し、社交術が身につく！

田村明子

(SE-744)

「続けられる人」だけが人生を変えられる

英語勉強、筋トレ、早起き、毎日読書…、やると決意したけど続けられない人が、「見る」「動く」「書く」だけで、続けられる人になる。

大平信孝

(SE-745)

ひとりでいる時に幸せの神様はやってくる！

運がよくなる☆奇跡が起こる！ 心の習慣

あなたのすべては守られている！
誰にも邪魔されない静けさの中、
運命の扉は開かれる♪

佳川奈未

(SE-746)

日本人の9割がつまずく日本語

理由がわかると迷いが消える

できる人は、言葉のツボをおさえている。
暫時と漸次、姑息と卑怯、関東と首都圏…
悩ましい〝日本語の壁〟を超える本

話題の達人倶楽部［編］

(SE-747)

自分を救ってくれる魔法の言葉

植西 聰

「積極的に孤独になる。心を癒すために」……読むだけで心に残る。口にすると行動が変わる。エネルギーが内側からわいてくる言葉。

(SE-748)

日本史の真相に迫る「謎の一族」の正体

歴史の謎研究会[編]

〝血脈の物語〟を知れば、もっと日本史が好きになる！ 明智氏、安曇一族、仏師集団・慶派……秘められた栄枯盛衰の物語。

(SE-749)

99%が気づいていない大人の勉強力
人生を変える〝鬼〟法則100

ビジネスフレームワーク研究所[編]

無理せず、最高の結果が出せるのには、理由があった！ 読むだけで、頭が突然冴えわたる本！

(SE-750)

30秒で人を動かす

ミロ・O・フランク

聞き手の注意を引き、心をつかみ、要点を伝え、要求を通す——。そのすべてが30秒で実現可能！

(SE-751)

ほんとうのあなたに出逢う　青春文庫

古事記と日本書紀 謎の焦点

「読み方」を変えると、思いがけない発見がある

瀧音能之

日本古代史探究の最前線！　天地開闢、ヤマタノオロチ、聖徳太子…「記・紀」の〝行間〟に見え隠れする歴史の真相。

(SE-752)

あの業界のスゴ技！ ライフハック100

知的生活追跡班［編］

ごく普通の人にはほとんど知られていない業界の知恵とコツの数々。知っているだけで得する驚きのワザを紹介！

(SE-753)

人類は「パンデミック」をどう生き延びたか

島崎　晋

時代をさかのぼると、パンデミックを生き抜いた軌跡があった。今まで知られていなかった人間の本性と歴史の真相が見えてくる。

(SE-754)

※以下続刊